Maren Schönfeld ist Autorin und Journalistin. Sie hat im Sachbuchbereich zum Thema „Kreatives Schreiben" und ansonsten belletristische Literatur und Lyrik veröffentlicht. Ihre Geschichte zeigt, dass ein Leben mit Krankheit positiv und lebenswert sein kann.

Maren Schönfeld

Wenn du Schmerzen hast, gehe langsam

Für Jens –
Worte sind Orte,
an denen wir uns
begegnen.
Herzlich Maren Schönfeld

Verlag Expeditionen

21.4.20

Bibliografische Information der Deutschen Nationalbibliothek:
Die Deutsche Nationalbibliothek verzeichnet diese Publikation
in der Deutschen Nationalbibliografie; detaillierte bibliografische
Daten sind im Internet über http://dnb.dnb.de abrufbar.

Maren Schönfeld
Wenn du Schmerzen hast,
gehe langsam

1. Auflage 2018

Umschlaggestaltung: Birgitta Sjöblom
Umschlagfoto: Maren Schönfeld
Autorinnenfoto: Ele Runge
Lektorat: Sabine Witt
Printed in Germany

ISBN: 978-3-947911-07-3

Inhalt

Vorwort 9

Meine gesundheitliche Geschichte 15
Wie lebt man damit? 64
Mit Einschränkungen leben oder
Die Geschenke zählen 82
Zwischen Kopf und Körper 90
Muss ich die anderen trösten? 97
Warum probiere ich nicht ständig
etwas Neues aus? 101
Der Alltag 103
Praktische Stärkungen von A bis Z 106
Mentale Stärkungen von A bis Z 122

Anhang
Teil I – Definitionen 133
Teil II
– Hilfsmittel 146
– Weitere Informationen und Hinweise 147
– Buchempfehlungen 148

Strategie des Schmerzes

Du hast mir den Rücken gebeugt
mir im Nacken gesessen
meine Träume aufgezehrt
mir die Zeit gestohlen
und jetzt, ausgerechnet
nimmst du dir meine Schritte
mit denen ich dich so oft
fliehen konnte, am Flusslauf
entlang, dir entkam für die Weile
des Weges nach Teufelsbrück

Jetzt grübele ich
über meinen nächsten Zug:
Werde ich dir
noch einmal voraus sein?

(2016)

Vorwort

Krankheit ist in unserer Kultur ein Störfaktor. Die Ausrichtung auf Leistung und Selbstoptimierung möchte suggerieren, dass wir unser Leben, unsere Gesundheit und unseren (beruflichen) Werdegang durch „gesunde" Lebensweise mit entsprechender Ernährung und Bewegung voll und ganz selbst bestimmen können; Krankheit begreift sie nur als vorübergehende Störung, der man lieber nicht direkt ins Auge sieht.

In unserer hoch entwickelten medizinischen Versorgung wird es schon eine Pille dagegen geben. Und mit etwas gutem Willen wird man diese Störungsphase schnell überwinden und weitermachen können wie vorher.

Die Fernsehwerbung für Mittel gegen Erkältung suggeriert auf nahezu lächerliche Art, man sei als erkälteter Mensch nicht mehr man selbst; nach Einnahme des Medikaments aber sei die Erkältung wie weggezaubert und das „normale Leben" könne weitergehen. So lustig das in einem TV-Spot wirkt, so traurig ist es in der Realität. Denn wir gestehen uns keine Schwächen mehr zu und sehen der Tatsache, dass es früher oder später jeden von uns treffen wird, nicht ins Auge: Alter, Krankheit, Tod. Damit spalten wir einen Teil unseres Daseins ab. Und wir lassen diejenigen allein, die in diesen Lebensphasen sind.

Wir reagieren auf Krankheit entweder unmutig und ungeduldig (da muss man doch was machen können!) oder wenden uns erschüttert und überfordert von den Betroffenen ab. Aber es bedeutet nicht das Ende der Lebensfreude, wenn man mit einer Krankheit lebt!

Mit diesem Buch möchte ich zur Verständigung zwischen Gesunden und Kranken beitragen. Es gibt Einblicke in meinen lebenswerten Alltag mit chronischen Schmerzen. Ich hoffe, dass es Fragen aufwirft, die aus dem Schweigen heraus zu einem Austausch zwischen Gesunden und Kranken führen mögen.

Außerdem möchte ich allen, die mit chronischen Schmerzen leben müssen, Mut machen und mit ihnen meine Strategien und Hilfsmittel teilen. Denn letztlich kann uns niemand die Schmerzen abnehmen, wir müssen allein damit fertigwerden. Kein Grund zu verzweifeln, sondern ein Anlass zu kämpfen und sich den Herausforderungen zu stellen.

Maren Schönfeld

20. März 2014

Liegen auf der Seite nur noch rechts
mit einem großen Kissen zwischen den Knien
und links der Brand aus den Wirbeln
aus der Hüfte der Brand bis ins Bein

Gegen die Kälte ein Warmie
und gut zureden dem Gelenk
gut zureden den Wirbeln
gut zureden den Muskeln, den Nerven
ein bisschen ausklopfen den Brand
behutsam bewegen

Die Dünnheit der Haut in Lavendel ölen
ihr eine Schicht Betäubung aufstreichen
der Schmerz vergisst sich nicht
und ich kann ihn nicht vergessen
das nennen die Ärzte Schmerzgedächtnis

12775 Tage Schmerz, so ungefähr
1-2-7-7-5 wie eine Telefonnummer
die ich nicht wähle, doch von der angerufen
wird täglich

Nach 3650 Tagen kam Wut
am 4745. Tag kam Hass
dem ich nicht mehr weglaufen konnte

Am Tag 5110 gelang es mir nicht
mich mittels Tränen aus meiner Haut zu spülen
und es begann die Zeit der langen Spritzen
und der langen Wege

Nach 5480 Tagen sprach Gott zu mir
und verlieh dem Schmerz eine Stimme
dass ich die Welt neu erkannte
auf meinen langsamen langen Wegen

Der Schmerz gebar die Kunst
und zwang mich frei zu werden
zwang mich in die Intensität
nur deshalb habe ich ihm verziehen
und wir lebten ein paar Jahre zusammen
wie ein altes Ehepaar, das sich mal auf die Nerven geht,
doch aneinander gewöhnt ist

Um den 7300. Tag plötzlich
versuchte der Schmerz mich zu töten
ganz aus heiterem Elbhimmel
durchschlug er mir den Leib
dass ich mich nicht mehr rühren konnte
und selbst beim Atmen ließ er mich spüren
dass er alles andere als fertig war mit mir

Doch statt zu sterben, was durchaus verlockend klang
ging ich in die bunte Welt
der Pharmazie und Betäubung bekam
eine neue Dimension, auch die Nadel
in meine Vene und dann die Welle
der langsamen Empfindungslöschung
vom Scheitel bis in die Zehen
die sich nur beim ersten Mal anfühlt
wie ein Windhauch aus dem Paradies

Nach 11680 Tagen war groß mein Terrain
an dessen Peripherie der Schmerz wartete
mich nicht aus den Augen ließ

bis ich mir einbildete ihn unter Kontrolle zu haben
das konnte er nicht auf sich sitzen lassen

Um den 12410. Tag herum
stürzte aus seinem Hinterhalt
der empörte Schmerz und verbiss sich
in meiner Seite wie ein Pitbull ohne Beißhemmung
und da hängt er nun und gräbt tiefer die Zähne
und führt mir vor, wie einfältig ich war
zu glauben, ihn kontrollieren zu können
mit Betäubung und lächerlichem Sport

Also kämpfen wir wieder und kämpfen
doch ich hasse nicht
hadere nicht
und weine nur noch aus Erschöpfung

Der Schmerz lehrte mich zu sehen
er zwang mich stark zu sein
er versöhnte mich mit dem Tod
der Schmerz trieb mir die Ängste aus
er lehrte mich, Leichtigkeit zu schätzen
indem er sie mir nahm

Immer wieder zwingt er mich hinunter
in mein kargstes Dasein, wo nur noch
Atmen zählt und Schlaf nur
Frieden bedeutet
Was alles könnte ich ohne den Schmerz
was alles könnte ich ohne ihn nicht

Wie ein inneres Organ ist der Schmerz
oder wie eine Infektion, die voranschreitet
die unverrückbar ist in mir

die mich fordert zum Kampf und
zum Kampf und noch einmal
zum Kampf und ich zähle es
nicht mehr, das Aufstehen

Kapitel 1
Meine gesundheitliche Geschichte

„Sie sind aber gelenkig!" Wie oft habe ich das gehört, von Orthopäden, Physiotherapeuten, Allgemeinärzten und von meinem Schmerzmediziner. „Erstaunlich, dass Sie sich noch so gut bewegen können!" Da klingt Bewunderung durch, ich fühle mich, als sei es mein Verdienst, als hätte ich den Beeinträchtigungen durch meine Hüften und meine Wirbelsäule ein Schnippchen geschlagen. „Ja, ich mache regelmäßig Yoga", sage ich stolz und mein Gegenüber nickt. „Toll!"

Es soll bis zu meinem 44. Lebensjahr dauern, bis ich eine Begegnung ganz anderer Art erlebe. Wieder bei einem Arzt, wieder eine Untersuchung, wieder verbiege ich mich hin und her und denke stolz, dies ist das einzige, was echt gut ist bei mir. Doch statt der erwarteten anerkennenden Miene setzt der Arzt eine sorgenvolle auf. Ich soll die Arme und Beine durchstrecken. Dann höre ich den Satz, der alles verändern wird: „Ihr Problem sind nicht Ihre Hüften, Ihr Problem ist die Hypermobilität[1]." Dieser Satz setzt einen Prozess der Recherche in Gang, der mir mein eigenes Krankheitsbild, über das ich Bescheid zu wissen glaubte, in neuem Licht zeigt. Ich bekomme viele Antworten, aber es werden gleichzeitig noch mehr Fragen aufgeworfen. Nach der ersten Phase der Neuigkeiten, des Lernens und des Austauschs, in der ich von vielen kompetenten Menschen beraten

[1] Begriffserklärung s. Anhang Teil I.

werde, kommt die wichtigste Erkenntnis: Meine Strategien, mit den Schmerzen zu leben, sind richtig.

Geburt bis 7 Jahre, 1970-1977

Als ich nach einer schweren Geburt Ende 1970 zur Welt komme, sieht alles normal aus. Doch als ich ungefähr neun Monate alt bin, entdeckt meine Großmutter, dass meine Beine unterschiedlich lang sind. Es gibt noch keine Ultraschalluntersuchung. Beim Röntgen stellt sich heraus, dass meine Hüftpfannen fehlgebildet und zu steil sind. Außerdem ist das linke Bein nicht im Hüftgelenk verankert. Es ist eine beidseitige Hüftdysplasie und linksseitige Hüftluxation. Die Ärzte stoppen das Wachstum des „kürzeren" Beines und befördern das „längere" langsam ins Hüftgelenk. Das Ganze geschieht mittels Gips und Spreizhose in den folgenden anderthalb Jahren. Für diese Zeit bin ich von der Taille abwärts fixiert und damit bewegungsunfähig. Ich passe nicht in den Kinderwagen, sodass ich fortan im Bett liegen muss.

Da ich wegen des Gipses schwer bin, kann die Familie mich nicht lange umhertragen. Meine Familie legt mich ans Fenster, wo ich einen großen Baum sehen kann. Die Kante des Gipses drückt sich trotz bestmöglicher Abpolsterung auf Taillenhöhe in die Wirbelsäule und verbiegt sie nach innen, was ein extremes Hohlkreuz (Lordose) verursacht. Zwei Wirbel, auf die die Gipskante drückt, drehen sich zur Seite weg. Regelmäßig wird der zunächst angebrachte Gips aufgesägt.

Ich flippe aus und bin nicht zu beruhigen, wenn ich Menschen in weißen Kitteln sehe. Der Hausarzt

kommt nur noch in Freizeitkleidung. Später, als meine Großmutter mit mir in die Schlachterei geht, um dort einzukaufen, schreie ich den ganzen Laden zusammen, weil die Verkäufer weiße Kittel tragen.
Doch was die Beine angeht, ist die Maßnahme erfolgreich: Zwar haben die zu steilen Hüften 170 statt 145 Grad Neigung und es fehlen an den Hüftpfannen jeweils zwei Zentimeter, was den Gelenken zu viel Spielraum gibt – aber ich stelle mich hin und lerne mit zweieinhalb Jahren langsam laufen. Zunächst bekomme ich eine dicke Schaumstoffmatte in mein Laufgitter, und die Familie wartet gespannt darauf, dass ich mich auf die Füße stelle. Sie dürfen mich nicht hinstellen, so die Weisung des Arztes. Eine Krabbelphase erlebe ich nicht, sitze nur in meinem Schaumstofflaufgitter. Aber eines Tages stehe ich da und halte mich am Gitter fest. Ich bewege mich im Schneidersitz vorwärts, bis ich richtig laufen kann.
Ich kann mich beim Hinfallen nicht abstützen, diese Reflexe habe ich nicht entwickelt. Mühsam lerne ich, so zu fallen, dass ich mir nicht das ganze Gesicht aufschlage. Überhaupt falle ich ständig hin, denn mein Gleichgewichtssinn ist schlecht und wird sich erst im Erwachsenenalter bessern. Es ist schwer für mich, Fahrradfahren zu lernen. Am Rollschuhlaufen verzweifele ich und gebe es auf, Schlittschuhlaufen erspare ich mir gleich. Ich kugele mir oft ein Bein aus. Wenn ich eine Treppe hinaufgehe, ist plötzlich das Bein nicht mehr an seinem Platz. Mit einer Drehbewegung nach außen befördere ich es an die richtige Stelle zurück.
Ich bin sehr empfindlich. Was andere als Kitzeln oder Knuffen empfinden, tut mir weh. Ständig habe

ich blaue Flecken. Meine Haut fühlt sich samtig und weich an, sieht aber seltsam aus: Sie ist an Armen und Beinen übersät mit kleinen roten Punkten, die sich teilweise erhaben anfühlen. Ich mag mich nicht mit anderen Kindern balgen, auch weil ich ein leichtes Ziel für Übergriffe bin. „Was hast du da für Pickel?", fragen mich andere Kinder oder hänseln mich wegen meines eierigen Gangs und meiner X-Beine. Ich habe ständig Angst, dass ich hinfalle oder geschubst werde.
Im Sandkasten zieht mir ein Junge mit solcher Wucht eine Metallschaufel über den Kopf, dass eine Osteopathin 30 Jahre später die Stauchung in der Halswirbelsäule aufspürt. „Kriegen" und die meisten derartigen Kinderspiele versuche ich zu vermeiden. Die anderen Kinder empfinde ich nicht als Kameraden, sondern eher als Bedrohung – mit wenigen Ausnahmen. Ich ziehe mich zurück und entdecke das Lesen. Ich liebe es, wenn meine Eltern mir vorlesen (z. B. Wilhelm Busch) und werde so zur Leserratte, kaum dass ich lesen kann. Eins meiner ersten Bücher ist „Lüttjemann und Püttjerinchen" von Hermann Löns, es ist in Schreibschrift gedruckt und ich lese es, bis ich es nahezu auswendig kenne.

Im Schwimmkurs ertrinke ich fast, als ich am Ende der Stunde eine kleine Strecke im Schwimmerbecken zurücklegen soll. Meine Beine sind taub, weil ich mich überanstrengt habe. Wie ein Stein sinke ich zu Boden. Der Schwimmlehrer fischt mich mit einer Stange aus dem Becken. Ohnehin ängstlich, habe ich jetzt nahezu Panik vor tiefem Wasser. Zur Kräftigung der Muskulatur soll ich zum Ballettunterricht gehen, so die Empfehlung meines Orthopäden. Der

Ballettlehrer ist streng, und ich als ungeschicktes, langsames und leicht pummeliges Kind, das sich einfachste Schrittfolgen nicht merken kann, passe nicht in sein Schönheitsideal der Primaballerina. Da fühle ich mich wie ein Elefant im Porzellanladen. Die alte Mutter des Lehrers sitzt mit strengem Haarknoten am Klavier, seine Befehle tönen durch den Raum. Meine erstaunliche Gelenkigkeit versöhnt ihn ein bisschen mit meinen Defiziten. Der „Frosch“, bei dem man auf dem Bauch oder Rücken mit gespreizten Beinen liegt, die Fußsohlen aneinandergelegt und Knie sowie Unterleib beziehungsweise Gesäß auf den Boden drückt, bereitet mir ebenso wenig Mühe wie der gespreizte Spagat. Drehen und wenden kann ich mich hervorragend. Nur an Muskelkraft mangelt es, und ich knicke ständig um. Der Orthopäde attestiert „weiche Gelenke“ und „Bindegewebsschwäche“, empfiehlt aber die Fortsetzung des Ballettunterrichts. Ich gehe zutiefst ungern hin und habe Angst vor dem Ballettlehrer, der Kinder schon mal in den Spagat bis auf den Boden drückt und, wenn ihm dessen Haltung missfällt, den einzigen Jungen der Gruppe mit einem Besenstiel im Rücken die Übungen absolvieren lässt. Die Stunde dauert endlos, und ich bin jedes Mal wie befreit, wenn ich mich umziehen und das Ballettstudio verlassen darf. Meine Bücher erwarten mich zu Hause und sind meine größte Freude.

8 bis 14 Jahre, 1978-1984

Sport wird nicht mein Lieblingsfach. Ich bin langsam und werde stets als allerletzte in eine Mannschaft gewählt. Im Stehen oder Gehen fühle ich mich wackelig

und unsicher. Wenn ich meine Beine überanstrenge, werden sie taub, und ich falle um.
Das nutzen andere Kinder aus und schießen mich mit Hand- und Medizinbällen ab, wenn ich im Tor stehen muss, weil ich nicht schnell genug laufen kann.
Dann beginnt im Ballettunterricht der Spitzentanz mit den klassischen Spitzenschuhen, in deren vorderer Hälfte eine Metallkappe eingearbeitet ist. Wegen der Metallkappe ist der Fuß starr eingebettet. Nun knicke ich über die ganze Fußlänge um und falle in jeder Ballettstunde mehrmals hin. Bald beginnt eine Stelle an der linken Fußsohle, direkt vor der Ferse, anzuschwellen und zu schmerzen, und zwar bei jedem Schritt. Bis zu diesem Tag fühlte ich mich zwar schwach, hatte das Problem mit den blauen Flecken, aber keine dauerhaften Schmerzen. Die werden mir von jetzt an erhalten bleiben.
Mit dem Ballettunterricht ist es vorbei. Die ganze Schinderei der vergangenen vier Jahre, alles hatte ich gegeben, um eine elegante und leichtfüßige Tänzerin zu werden – daran ist nicht mehr zu denken. Stattdessen beginnt die Arzt-Odyssee.
Der zunächst aufgesuchte Orthopäde, der mich seit der frühesten Kindheit begleitet und den Ballettunterricht empfohlen hat, weiß keinen anderen Rat, als eine große Spritze in die schmerzende Stelle zu geben. Ich würde ihn am liebsten ermorden für die Schmerzen, die das auslöst, ohne dass eine Besserung eintreten wird. Die Einlagen, die ich trage, seit ich laufen kann, helfen auch nicht – im Gegenteil, die Wölbung zur Stützung des Mittelfußes schmerzt jetzt an der besagten Stelle vor der Ferse.
In den nächsten Jahren folgen Behandlungen bei

weiteren Orthopäden mit Gehgips, Liegegips, Fangopackungen, Wärme, Kälte.
Als während des Tragens einer Gipsschiene auch der rechte Fuß zu schmerzen beginnt, schneide ich die Schiene ab und gebe es auf, weiter mit orthopädischen Maßnahmen herumzuprobieren. Meine Familie begleitet mich zu einem orthopädischen Schuhmacher, der mir Kräutertinkturen empfiehlt und mich sogar zum „Besprechen“ zu einer lieben alten Dame schickt, die ihre Hand auf meinen Fuß legt, zu schwitzen beginnt und mir traurig mitteilt, sie könne diesen großen Schmerz nicht aus mir herausholen. Trotzdem ist es nach dem Besprechen für einige Tage etwas besser.
Nach Jahren des Herumprobierens werfe ich als Teenager die Einlagen in die Ecke und trage alles, was cool ist. Die Schmerzen bleiben unverändert und lassen sich manchmal durch die Kräutertinkturen, ähnlich wie Franzbranntwein, lindern. In dieser Zeit komme ich zum ersten Mal zu einer Art Grundhaltung, die mich mein Leben lang nicht mehr verlassen soll: Wenn mir keiner helfen kann, helfe ich mir eben selbst. Zuerst besteht die Hilfe nur aus der mentalen Stärkung, endlich – zum ersten Mal! – modische Schuhe zu tragen statt der hässlichen Halbschuhe zum Schnüren. Die Schmerzen sind ja ohnehin da. Später werde ich diese Haltung ausbauen und mir damit selbst mehr helfen als die meisten Arztbesuche zusammengenommen. Immerhin stellt der Orthopäde mir Atteste zur Befreiung vom Sportunterricht aus.

Als ich ungefähr 12 Jahre alt bin, erlebe ich zum ersten Mal einen Gottesdienst. Ich habe zwar eine Kinderbibel,

bete hin und wieder – besonders, wenn ich in Bedrängnis bin –, aber an einem Gottesdienst habe ich noch nicht teilgenommen. Jetzt kommt es dazu, weil ich zu einer Konfirmation eingeladen bin. Die schöne St. Cosmae et Damiani-Kirche in der Stader Altstadt beeindruckt mich, und ich bin sehr ergriffen von dem, was ich dort erlebe. Die Konfirmandinnen halten Maiglöckchensträuße in den Händen. Ich sitze neben meinem Vater und kann die Tränen kaum zurückhalten. Es fühlt sich alles richtig an, ich bin hier richtig.
Eine tiefe Gewissheit macht sich in mir breit, dass ich hier hingehöre, dass ich angekommen bin. Und angenommen. Ich spüre einen so umfassenden Frieden in mir, wie ich es zuvor nicht erlebte. Plötzlich weiß ich, dass ich konfirmiert werden möchte, es ist ein dringender, ein großer Wunsch. Diese Kraft, die ich plötzlich in mir fühle, muss ich nicht benennen oder definieren. Sie wird mich tragen, ich brauche sie, ich brauche Gott.
Verwundert nimmt meine Mutter meinen Wunsch auf. Wir sind gut situiert, und es bedürfte keiner Konfirmation, um mir eine Stereoanlage (weshalb viele konfirmiert werden wollten) zu kaufen. Aber die Stereoanlage interessiert mich nicht im Geringsten.
Als meine Mutter das versteht, meldet sie mich zum Konfirmandenunterricht an, ich werde getauft und konfirmiert. Mein Vater schenkt mir ein kleines Kreuz aus funkelnden Zirkonia-Steinen, das ich bis heute trage. Wie sehr ich –bei allem Hadern mit Gott, bei allen Zweifeln über die Kirche und mehreren negativen Erlebnisse in Gemeinden – Unterstützung, Trost und Zuversicht im Glauben finden soll, ahne ich noch nicht.

Mein Leserepertoire hat sich erweitert. Ich verschlinge Romane von Erich Kästner, Berte Bratt, Susanne Kilian, Christine Nöstlinger, Astrid Lindgren und Otfried Preußler. Das immerwährende Kalenderbuch „Seht, wie die Zeit vergeht" mit Beiträgen von Alfons Schweiggert und vielen anderen lese ich bis heute gern, es hat mich in der Kindheit treu begleitet. Mein Großvater und ich reimen auf Spaziergängen. Es ist wie ein Leben in zwei Welten: die reale, in der mein recht unzulänglicher Körper mich ständig begrenzt, und die geistige, in der ich alle Grenzen und Schranken überschreite und wie Astrid Lindgrens Karlsson vom Dach einfach davonfliege. Habe ich Schule und Hausaufgaben erledigt, kuschele ich mich in meinen Sitzsack und lese – stundenlang.
In dieser Phase beginne ich Tagebuch zu führen und verfasse mein erstes Gedicht. Die positiven Auswirkungen des Schreibens sind mir noch nicht bewusst, aber ich merke, wie gut es mir tut.

15 bis 21 Jahre, 1985-1991

Meine Altersgenossen besuchen die Tanzschule, was mir wegen der Schmerzen im linken Fuß nicht möglich ist. Auch kann ich noch keinen Führerschein machen, weil ich das Kupplungspedal nicht treten kann. Als ich einmal im Auto meines Freundes auf einem Parkplatz das Fahren ausprobiere, muss er mich anschließend ins Haus tragen, weil das linke Bein von der Anstrengung, das Pedal zu bedienen, taub ist. Alle Aktivitäten sind mühselig, ob es abendliche Feiern mit der Clique sind, ein Discobesuch oder nur eine Verabredung zum Essen. Alles außer lesen strengt mich an, ich mache alles mit Schmerzen. Sobald ich aufstehe, werde ich daran erinnert. Ärzte, besonders Orthopäden, werden nicht müde zu beteuern, dass ich nichts weiter hätte als die „geheilte“ Hüftdysplasie und -luxation und eine kleine Bindegewebsschwäche. Ich müsse mich eben bewegen, Sport treiben.

Aber meine Versuche, regelmäßig in Fitnessstudios zu trainieren, scheitern an Schmerzanfällen nach dem Training. Gegen die Bindegewebsschwäche nehme ich Silicea, reibe meinen Fuß mit Fichtennadeltinkturen ein und suggeriere mir, ich müsse genauso funktionieren wie meine Altersgenossen. In dieser Zeit wird zum ersten Mal der Verdacht geäußert, die Schmerzen seien „psychosomatisch“, denn die körperlichen Probleme „wüchsen sich aus“. Wenn ich etwas nicht schaffte, müsse es an mir liegen, also muss ich mich ändern. Ich gehe das an, was man ein „normales Leben“ nennt, und ignoriere so weit wie möglich die Schmerzen, suche mir einen Ausbildungsplatz zur Rechtsanwalts- und Notarfachangestellten und beginne im August 1987 meine Lehre. Die besteht zunächst hauptsächlich darin, häufige Gerichts- und Botengänge zu absolvieren, was mich an den Rand meiner Kräfte bringt. Mich lernt eine ältere Auszubildende an. Ich muss sie in den ersten Wochen bei den Gängen begleiten, aber sie geht so schnell, dass ich fast rennen muss, um mitzuhalten.

Die vormittäglichen, zweistündigen Märsche bringen mich an meine Grenzen. Nicht selten flüchte ich nach der Rückkehr ins Büro auf die Toilette und weine vor Erschöpfung und Schmerzen. Nach dem ersten Ausbildungsjahr wird das Thema mich weniger

beschäftigen. „Lehrjahre sind keine Herrenjahre“ heißt ein Sprichwort, das es zu der Zeit häufig zu hören gibt.
Aber die Arbeit im Büro begeistert mich, ich liebe den Geruch des Papiers und das Schreiben auf den alten Schreibmaschinen, die zwar schon Strom haben, aber so schwer sind, dass man sie zu zweit tragen muss, wenn man sie woanders hinstellen möchte. Dank eines Schreibmaschinenkurses, den ich auf Anraten meiner Mutter schon parallel zur Realschule absolviert hatte, kann ich bereits blind im Zehnfingersystem tippen und komme prima mit Diktaten zurecht.
Meine Ausbilderin im Notariat trägt ausschließlich Pumps mit hohen Absätzen. Ich erzähle ihr von meinem Problem mit der schmerzenden Fußsohle, sie möchte mir gern helfen. Mit pragmatischer Logik überlegen wir, dass das Gewicht bei hohen Absätzen auf dem Ballen sitzt und nicht auf der Ferse, also müssten die Schmerzen sich doch bessern, wenn ich hohe Absätze trüge? Ich lerne, auf sechs Zentimeter hohen Absätzen zu gehen. Tatsächlich geschieht ein Wunder: Das Tragen dieser Absätze verschafft mir Linderung. Wenn ich die Schuhe ausziehe, sind die Schmerzen wieder da – habe ich sie an, geht es mir gut, die Schmerzen sind auf ein Minimum reduziert. Also gewöhne ich mich an sechs Zentimeter hohe Absätze, auf denen ich täglich an die zehn Stunden herumlaufe. Anfangs knicke ich häufig um, aber meine Beinmuskulatur wird kräftiger, und bald bin ich eine souveräne Pumps-Trägerin, die mit Gitterrosten und Kopfsteinpflaster problemlos fertig wird. Diese Phase ist die Ruhe vor dem Sturm, was ich natürlich nicht weiß. Ich genieße sie, gehe aus und

kann endlich tanzen! Es ist eine unbeschwerte Zeit.
Kurz vor meinem zwanzigsten Geburtstag, als ich aus dem Keller eine Mülltonne eine kleine Treppe hochtrage, sind die wenigen Jahre der reduzierten Schmerzen schlagartig vorbei.
Ich habe eine Art Hexenschuss, kann mich kaum noch gerade hinstellen, den Rücken nicht mehr strecken. Die Orthopäden in meiner Kleinstadt sind ratlos. Einer rät mir zu einem Austausch der Hüftgelenke; ich finde aber keinen zweiten Arzt, der dieser Meinung ist, und so lasse ich es sein. Ein anderer Arzt sagt mir unverblümt, ich würde immer Schmerzen haben und mit diesen Hüften sei mir ohnehin nicht zu helfen. Weinend verlasse ich die Praxis und bin wieder an dem Punkt, mir selbst helfen zu müssen.
Also nehme ich ein paar Aspirin, besorge mir Salbe und mache weiter wie bisher. Der Konsum frei verkäuflicher Schmerzmittel nimmt zu, die Schmerzen pendeln sich auf einem auszuhaltenden Niveau ein.
Nach meiner Konfirmation habe ich die Verbindung zur Kirche verloren, aber nicht zu Gott. In manchem schweren Moment rette ich mich ins Gebet und versuche ansonsten, dem Rat meiner Großmutter zu folgen und mir nur Schönes anzusehen. Ich beschäftige mich mit Keramikmalerei und Töpfern und fange an zu schreiben. Nach wie vor geht die Kraft in den Kopf, ich lese und schreibe Gedichte, finde Kraft und Zuspruch in den Gedichten von Rainer Maria Rilke.
Mein Ehrgeiz fließt in meine Ausbildung, ich spezialisiere mich auf Notariatssachbearbeitung, bestehe meine Gehilfenprüfung und orientiere mich nach Hamburg. Dort gibt es keine Anwaltsnotariate wie in

Niedersachsen, sondern so genannte Nur-Notariate mit einer viel größeren Themenvielfalt und Bandbreite.
Für gute anderthalb Jahre lerne ich Adoptionsrecht, Grundbuchrecht, Erbrecht und Handelsrecht und kehre dann als Spezialistin für Grundbuch-, Erb- und Handelsrecht in den Landkreis zurück. In einem kleinen Anwaltsnotariat habe ich fast völlige Gestaltungsfreiheit und bin glücklich, so früh im Leben so gut qualifiziert zu sein. Der Mandantenstamm wird sich durch meine Tätigkeit bald erweitern. Mein Kontakt zu den Menschen, ihnen in schwierigen Situationen konkret helfen zu können, und die Herausforderungen, kniffelige Rechtslagen einzuschätzen und mit ihnen umzugehen, geben mir Kraft und motivieren mich.
Ich schreibe kontinuierlich Gedichte und Tagebuch und fühle mich insgesamt stark und in meiner Mitte angekommen. Schmerzen – war da was?

22 bis 28 Jahre, 1992-1998

Plötzlich ändert sich alles. Ich weiß nicht mehr, warum und wann genau es geschieht: Über dem Steißbein entsteht eine Schwellung, ich kann mich kaum noch bewegen. Wegen der großen Schwellung kann ich nicht mehr auf dem Rücken liegen. Im Bett kann ich mich kaum noch drehen, und nur im Zeitlupentempo komme ich aus dem Bett und von einem Stuhl hoch; von Sesseln und Sofas halte ich mich lieber fern. Treppen schaffe ich nur noch auf allen Vieren, und Wege dauern dreimal so lange wie sonst. Ich muss die geliebten Pumps in den Schrank stellen und wechsele mit Todesverachtung zu Birkenstocks.

Einige Jahre später werde ich einen Umzugskarton voller Pumps unbesehen wegwerfen, den ich in irrationaler Hoffnung noch im Keller gelagert hatte. Diese Schuhe werde ich nie wieder tragen können.
Es gibt eine neue Orthopädin in meiner Kleinstadt, die jemand meinem Freund für mich empfiehlt. Er bekniet mich, hinzugehen, obwohl ich eigentlich mit Ärzten abgeschlossen habe. Doch schließlich sehe ich ein, dass es so nicht weitergehen kann. Die Orthopädin gibt mir eine große Spritze direkt in die Schwellung und empfiehlt mir Bachblüten. Ansonsten könne man da nichts machen. Ich solle mal nach Naturheilmitteln schauen, aber lieber kein Yoga machen, denn ich sei gelenkig genug. Diese Orthopädin begleitet mich, bis ich Anfang 30 bin, also ungefähr zehn Jahre. Die Betreuung besteht überwiegend aus Spritzen, wenn die Schmerzen zu schlimm werden, einigen chiropraktischen Behandlungen und Bachblüten, die mich mental stabilisieren. Sie schreibt mich in all den Jahren nicht einen Tag krank, obwohl mein Schreibtischjob abträglich für meine Gesundheit ist, aber darüber verliert sie kein Wort. Ich hätte allerdings auch keine Krankschreibung akzeptiert, denn mein kleines Büro geht mir über alles. Auf eigene Faust probiere ich – ermuntert durch diese Orthopädin – Aromatherapie, die bis heute eine wichtige Begleitung für mich ist, und Chakrenbalancing. Irgendwie muss ich mit den Schmerzen fertigwerden. Ich nehme in dieser Lebensphase alles, was der freie Markt hergibt: Aspirin, Paracetamol, Ibuprofen und alle möglichen Schmerzsalben. Ich brauche diese Mittel, von denen ich ständig welche in der Handtasche habe, um halbwegs wie meine Altersgenossen leben zu können, mit einer Vollzeitstelle im Büro,

einem Freund, mit Aktivitäten am Abend und den Wochenenden und einem Haushalt. Und, nicht zu vergessen, meinen Schreibaktivitäten. In der ersten Zeit nach der großen Spritze zwinge ich mich, in meinen Birkenstocks jeden Weg zu Fuß zu machen.

„Wenn du dich hinlegst, stehst du nicht wieder auf." Dieser Satz meiner Großmutter prägt mich bis heute. Ich lasse mir Zeit, mache aber alles – und alles allein. Ich gehe jeden Morgen den eigentlich zehnminütigen Weg zum Bahnhof, für den ich eine halbe Stunde brauche, und jeden Abend vom Bahnhof nach Hause.

Bald kenne ich jeden Halm, jeden Stein, jede Blume und jeden Strauch. Eines Tages kommt mir die Idee, aus der Not eine Tugend zu machen und zu fotografieren. Wann kann man mehr sehen als auf Wegen im Zeitlupentempo? Ein Jahr dauert es, bis diese schlimme erste Schmerzphase besser wird, und in dieser Zeit fotografiere ich die Vegetation durch vier Jahreszeiten. Dazu schreibe ich Gedichte. Später werde ich die Bilder zusammen mit Gedichten ausstellen.

Das ist eine Gabe, die ich als Geschenk empfinde: Statt angesichts der Schmerzen und der ungeheuren Langsamkeit zu verzweifeln, fällt mir so etwas wie die Fotografie ein. Anfangs sind solche Ideen einfach da, später suche ich bewusst danach und halte es bis heute so. Wenn eine Phase des absoluten Stopps kommt, frage ich mich, wie ich sie für mich nutzen kann.

Ich frage auch Gott, gehe in mich, lese spirituelle Texte. So hält sich das Hadern in Grenzen, und ich bin nicht völlig verzweifelt; es fällt mir auch leichter, meine Disziplin zu halten, um den Alltag zu bewältigen, meiner Arbeit nachzugehen und meine Übungen zu machen.

Auch im oberen Rücken habe ich häufig Schmerzen. Es kommt mir vor, als breiteten sich die Schmerzen immer weiter in meinem Körper aus. Manchmal habe ich so schlimme Rückenschmerzen zwischen den Schultern und im Nacken, dass ich mich in den Metallrahmen der Tür presse, gegen die Kante der Laibung, um Schmerz mit Schmerz zu übertönen. Das kalte, harte Metall ist eine Art Gegengift. Auch den von Ärzten verlangten Sport versuche ich zu treiben, muss aber wegen Verletzungen, die ich mir am Rücken zuziehe, dreimal ärztlicherseits aus Verträgen mit Fitnessstudios gelöst werden.

Als mein Großvater 1994 stirbt, stellt sich ein Pastor der St. Cosmae-Kirche bei meiner Großmutter vor. Nach ihrem Bericht über den netten Besuch gehe ich seit langer Zeit mal wieder in die Kirche. Auch mir liegt dieser Pastor, und er wird mir fortan eine seelsorgerische und freundschaftliche Stütze sein. Wenn ich es schaffe, bin ich im Gottesdienst. In meiner Freizeit gestalte ich Bibel & Lyrik-Gottesdienste und literarische Andachten, in die ich meine eigenen Gedichte einbinde.
Durch ein Zerwürfnis in der Gemeinde verliere ich den dortigen Anschluss wieder und ziehe mich erneut in meinen persönlichen Glauben zurück – und immer mehr in die Literatur, ins Schreiben. Ich veranstalte Lesungen und gründe einen Literaturkreis, auch wenn das neben meiner Berufstätigkeit leichtsinnig ist, weil es über meine Kräfte geht. Dennoch

möchte ich keinen Tag des Austauschs, des Vorlesens missen; all das gibt mir sehr viel Kraft.
1997 findet mein erster größerer literarischer Auftritt statt. Gemeinsam mit einem weiteren Lyriker und drei Musikern präsentiere ich das Programm „Wortbilder & Klangfarben". Es ist ein Erfolg, und ich bin sehr glücklich.
Mir wird klar, dass dies mein Weg ist und dass ich trotz meines geliebten kleinen Büros nicht bis zum Rentenalter im Notariat sitzen möchte. Oft gibt es dort abends Termine und Überstunden. In der Kanzlei bin ich, abgesehen von einer Aushilfe, allein und kann nur kurz Urlaub nehmen. Das zehrt an meinen Kräften. Ich ignoriere es und greife auf meine bewährten frei erhältlichen Schmerzmittel und eine leichtsinnige Menge an Zigaretten und Kaffee zurück. Das irgendwann einsetzende nächtliche Nasenbluten ignoriere ich, ebenso wie einen ständig aufgeblähten Bauch und eine Erkältung, die nicht weggehen will. Besorgt schaut meine Hausärztin mich an: „Ich sollte Sie mal für einige Zeit krankschreiben." Irgendwie bin ich ausgebrannt und würde gern kürzertreten. Meine Leidenschaft gehört immer mehr dem Schreiben. Parallel habe ich bereits mit einem Fernstudium des belletristischen Schreibens begonnen, das ich abends nach Feierabend betreibe. Ich merke, woran mein Herz hängt, aber ich schaffe den Absprung noch nicht.

29 bis 35 Jahre, 1999-2004

Meine beste Freundin aus Kindertagen nimmt sich das Leben, meine Beziehung geht in die Brüche.
Eines Morgens finde ich mich weinend auf dem

Fußboden meines Wohnzimmers wieder und kann mich stundenlang nicht bewegen. Meine Mutter ruft an und lässt so lange klingeln, bis ich rangehe – sie habe ein komisches Gefühl. Es gelingt ihr, mich zu beruhigen, und ich befinde mich in einem seltsamen Zustand aus Dumpfheit und übersteigertem Wachsein. Am nächsten Morgen gehe ich zu meiner Hausärztin, die wissend nickt und mir ihre Diagnose mitteilt: Burnout-Syndrom.

Wie sehr das auch mit den ständigen Schmerzen zusammenhängt, erkenne ich zu diesem Zeitpunkt noch nicht. Die Kraft, die der Körper braucht, um täglich mit Schmerzen zu „funktionieren", ist immens. Noch glaube ich, dass das Burnout-Syndrom „nur" eine Folge der Überarbeitung ist. So geht es nicht weiter. Ich muss hier raus, raus aus dem Job, raus aus dieser Kleinstadt. Das Fernstudium hat jetzt das Ziel, neben meiner eigenen Schreibtätigkeit kreative Kurse in der Erwachsenenbildung geben zu können. Kurz darauf kündige ich in der Kanzlei und die Wohnung, beschließe, nach Hamburg zu gehen und komme dort im August an. Ich krempele mein ganzes Leben komplett um.

Das Burnout-Syndrom wird mich noch eine ganze Zeit lang in Beschlag nehmen. Erst nach einer Therapie komme ich besser zurecht. Aber es wird nie wieder wie vorher, und eigentlich ist das ein Segen; denn nur weil es vorher so war, bin ich überhaupt in diese Situation hineingeraten. Es ist schwer, sich aus den inneren Prozessen von Schuldbewusstsein und Selbstanklage zu befreien, sich Erholung und Wohlbefinden zuzugestehen und nicht nur für Pflichten zu leben. In der Zeit vor dem Burnout habe ich die zweifelhafte Fähigkeit entwickelt, das Empfinden für mich und meinen Körper und damit auch für die Schmerzen abzuspalten. Im wahrsten Wortsinn merke ich nichts mehr, sondern funktioniere Tag für Tag und ignoriere Warnzeichen wie Nasenbluten. Jetzt, in der Phase der Krankschreibung, kommt das Empfinden langsam zurück. Ich kann die bodenlose Erschöpfung kaum von den Schmerzen unterscheiden und weiß nicht, was woher kommt. Jahre später erst wird mir klarwerden, dass das Burnout-Syndrom nicht allein von der Arbeitssituation, dem abendlichen Studium und meinen literarischen Wochenendaktivitäten kam, sondern zu einem nicht unerheblichen Teil von der Krankheitssituation. Meine gute Verbindung zu mir, die alternativen Heilmethoden aus der früheren Zeit, die Glaubensverbindung, meine „innere Stimme"; ich habe alles verloren und versuche jetzt, es wiederzuentdecken. Meine ersten Wege führen mich in den nahegelegenen Wald. Es gibt viele Tränen in dieser Zeit, aber ich werde wieder berührbar. Der Geruch des Waldes, die Tiere, die Geräusche, rühren mich an. Ein Wind im Baumwipfel. Ich nehme all das in mich auf und habe das Gefühl, Gott hier näher zu sein als in irgendeinem Gebäude.

Mir wird klar, dass ich nicht mehr Vollzeit in einer Kanzlei arbeiten möchte. Ich beginne, bei einem Anwalt zu jobben und erste Kurse im kreativen Schreiben zu geben. Schnell wird klar, dass ich Menschen viel geben kann, und dass es mich glücklich macht, wenn meine Teilnehmer einen Weg ins Schreiben finden.
Die große Freude, das erste Gedicht, die erste Geschichte geschrieben zu haben, kommt direkt bei mir

an. Mein Weg soll und wird mich hinausführen aus dem juristischen Bereich. Ich teile meine Arbeitswoche zwischen Job und Kursen und werde das für sieben Jahre beibehalten. Dann bin ich weit genug, um mit Lektoraten und Erwachsenenbildung über die Runden zu kommen. Obwohl ich nun wesentlich glücklicher mit meiner Erwerbstätigkeit bin, ist es teilweise anstrengend. Die Rückenschmerzen haben sich nicht in Luft aufgelöst und die Schultern und der Bereich der Halswirbelsäule sind nach wie vor schmerzbelastet. Immer noch bin ich mit den frei verkäuflichen Schmerzmitteln und zusätzlich mit Aromatherapie und Heilsteinen beschäftigt und versuche auch, mich gesund zu ernähren.

Einer der drei Musiker, mit denen ich 1997 „Wortbilder & Klangfarben" präsentiert hatte, wird 2000 mein Lebenspartner. 2001 heiraten wir, und er ist fortan mein starker und liebender Partner. Unser starkes Band sind die Künste, denn er ist Maler, Komponist und Musiker. Ich schreibe zu seinen Bildern, er komponiert zu meinen Gedichten. Es ist eine große und gute Energie.

Eines Tages habe ich Wasser in den Beinen. Sie werden immer dicker, der Hausarzt empfiehlt Stützstrümpfe. Ich fühle mich so matt und erschöpft wie zu Zeiten des akuten Burnout-Syndroms. Da scheinen Stützstrümpfe mir keine abschließende Lösung zu sein. Also fange ich wieder an, mich durchzuprobieren, dieses Mal mit einer Heilpraktikerin, die mich auch an eine Osteopathin weiterempfiehlt.
Diese Heilpraktikerin verordnet mir eine Abstinenz von Weizen und von Milcheiweiß, und tatsächlich

entwässert sich mein Körper, nachdem ich insgesamt drei Jahre die von ihr verordneten Diäten eingehalten habe. Sie sagt mir, dass meine Leber und Nieren nicht unbedingt in guter Verfassung seien – kein Wunder, bei all den Medikamenten, die ich in den letzten fünfzehn Jahren genommen habe.

Die Osteopathie wird mir als Wundermittel geschildert, und tatsächlich ist es zunächst faszinierend, wie schnell Korrekturen des Knochengerüstes zu erreichen sind.

Für mich, für meinen instabilen Körper, geht jedoch alles viel zu schnell und führt einmal sogar dazu, dass ich nicht mehr allein stehen kann. Mein Körper, mit den steilen Hüften und der verdrehten Wirbelsäule, hat sich einer Hilfsstatik bemächtigt.

Als mir die genommen wird, ist es, als risse man mir buchstäblich den Boden unter den Füßen weg. Ich solle mit meinem Mann, der mich glücklicherweise an dem Tag begleitet, eine Weile spazieren gehen, dann spiele sich das schon ein.

Das tut es aber nicht.

Infernalische Schmerzen brechen über mich herein, im ganzen Körper, und ich gehe nicht wieder zu der Osteopathin.

Die alte Angst ergreift Besitz von mir, und ich mache das, was ich dann nur noch tun kann: Ich ziehe mich komplett zurück. In der Folge habe ich das Gefühl, dass der Körper in seine kranke, aber einigermaßen funktionierende Situation zurückfindet.

2005 erscheint mein erster Gedichtband, den mein Mann illustriert – unser erstes gemeinsames „Baby"! Das Schreiben und zunehmend auch Lesungen, für die ich hart an meinen Vortragskünsten arbeite, sind meine große Kraftquelle und halten mich in einer positiven Grundstimmung, natürlich auch meine Kurse und die kreative Zusammenarbeit mit anderen.

36 bis 42 Jahre, 2006-2013

Mittlerweile bin ich an Volkshochschulen in Niedersachsen, Schleswig-Holstein und Mecklenburg-Vorpommern tätig und gebe viele Wochenendkurse. Stundenweise arbeite ich bei einem Immobilienunternehmen, außerdem als Lektorin von zu Hause aus. Es ist abwechslungsreich, aber anstrengend. Die Arbeit lenkt mich von den Schmerzen ab und lässt mir keine Gelegealteit, in eine Depression zu rutschen. Ich schreibe Gedichte und Kurzgeschichten und veröffentliche drei Bücher, eins davon über kreatives Schreiben. Mit 40 muss ich krankheitsbedingt beginnen, meine Berufstätigkeit zu reduzieren, weil die Reisen zu den Volkshochschulen und die vielen Treppen mir zu schaffen machen.

Von medizinischen Versuchen und Experimenten habe ich genug und schwöre mir, nie wieder einen Arzt wegen der Schmerzen aufzusuchen. Immerhin sind wir mit den Diäten erfolgreich gewesen, mein Körper lagert kein Wasser mehr ein, und ich fühle mich nicht mehr so erschöpft.
Ich beginne, an der Elbe, in deren Nähe wir wohnen, zügig spazieren zu gehen, eine Art Walking. Das soll jetzt mein Sport sein, da kann ich ja wohl nicht viel falsch machen, denke ich. Und soll mich irren. Denn bald, Anfang 2008, kommt der Tag, an dem ich so starke Schmerzen im Bereich des Steißbeins habe, dass ich nicht mehr aus dem Sessel hochkomme, mich im Bett nicht mehr umdrehen und meine

Schuhe nicht anziehen kann. Die Schwellung ist an derselben Stelle wie 1992, aber es ist noch schlimmer als damals.
Mein Mann drängt mich, erneut einen Orthopäden aufzusuchen. Ich wehre mich mit Händen und Füßen, aber natürlich ist es die richtige Entscheidung. Der Orthopäde in Hamburg wirft einen Blick auf die Röntgenbilder und veranlasst ein MRT. Das ist die erste Aufnahme, die nicht nur die Hüften, sondern auch die Lendenwirbelsäule zeigt. Es gibt einen Bandscheibenvorfall, eine leichte Arthrose in den Hüften – alles nicht tragisch, wie der Orthopäde meint, und durchaus altersgemäß für eine Siebenunddreißigjährige mit dieser Vorgeschichte. Nach der obligaten Empfehlung, Sport zu treiben, schickt er mich weiter zur Schmerztherapie.
So etwas gab es in der Kleinstadt, in der ich zuvor gelebt hatte, nicht. Der Schmerztherapeut analysiert zunächst im MRT-Bild, dass die Kante des Gipsbetts einen Knick in meiner Wirbelsäule, ungefähr auf Taillenhöhe, verursachte und deshalb ein extremes Hohlkreuz besteht. Zwei verdrehte Wirbel – diejenigen, auf die die Kante drückte – erfühlt der Schmerztherapeut, als er über meinen Rücken streicht. In der Schmerztherapie werde ich mit Medikamenten wie Tilidin, Amitriptylin und Ibuprofen eingestellt, mir wird Krankengymnastik verschrieben, und ich bekomme ein Gerät zur Reizstrombehandlung.
Damit bin ich bedeutend besser aufgestellt als in meinem ganzen Leben zuvor. Ich erhalte auch Infusionen in den Arm, die eine Stunde lang ein starkes Schmerzmittel in meinen Körper geben. Doch die Eingewöhnung mit dem Tilidin und dessen Nebenwirkung

ist nicht leicht, mir ist oft übel und schwindelig. Damit kombiniert wird das zusätzliche Ibuprofen für akut starke Schmerzsituationen. Und die steigern sich in den folgenden Jahren langsam und mit Unterbrechungen, aber insgesamt kontinuierlich weiter. Ich frage mich: Woher kommen die ständigen Schmerzen? Liegt die Ursache wirklich nur an der Wirbelsäule und den zu steilen Hüften? Eine Erklärung ist, dass die Muskeln wegen der steilen Hüftwinkel ständig unter Spannung sind und die Gesamtsituation zu Muskeldysplasien führt. Aber warum schmerzt seit Jahren auch meine Halswirbelsäule? Warum habe ich das Gefühl, mein Kopf sei zu schwer für meine Schultern? Warum erweitern sich die Schmerzzonen ständig, breiten sich vom Lendenwirbelbereich auf die Hüften und bis in die Beine aus? Woher kommt diese ständig zunehmende Erschöpfung, von Jahr zu Jahr sich verschlimmernd, obwohl ich ausreichend schlafe? Und warum gelingt es nicht richtig, Muskulatur aufzubauen, trotz meiner regelmäßigen Yoga- und Turnübungen?

Der Orthopäde, der mich in die Schmerztherapie überwies, rät mir zu einer Reha. Ich stelle die Anträge mit Hilfe einer Psychologin, die mich während des Burnouts betreute. Sie möchte mich am liebsten in eine Reha mit schwerpunktmäßiger psychischer Begleitung stecken, aber mein Wunsch ist ein anderer: Ich will endlich wissen, ob Sport – wie er von allen Orthopäden gepriesen wurde – wirklich die Lösung für meine Probleme ist. Im Sommer 2011 finde ich mich in der Jungiusstraße zur ambulanten Reha ein und lasse mich zunächst von einer Ärztin begutachten. „Sie sind aber gelenkig!“, höre ich einmal mehr in bewunderndem Tonfall. „Aber Sie haben gar keine Muskeln!“ Die Bewunderung ist verschwunden und macht einer sorgenvollen Miene Platz. „Wir müssen etwas für Ihre Stabilisation tun“, stellt die Ärztin fest und lässt mich im Zimmer hin und her laufen. Dann wird mein Gewicht ermittelt, ich wiege zu der Zeit 83 Kilogramm, bin 1,73 cm groß. Ich soll mich vornüberbeugen, und die Ärztin misst den Abstand zwischen meinen Fingerspitzen und dem Boden. Der soll sich am Ende der Reha verringert haben.

Als erstes wird die Medikation des Schmerztherapeuten abgesetzt. Man könne keine Muskeln aufbauen, wenn man Tilidin nimmt. Verwundert nehme ich das zur Kenntnis und spüre einen leisen Widerwillen in mir aufsteigen. Aber ich habe mir vorgenommen, alles hier mitzumachen und mich nicht querzustellen. Ich erhalte jetzt morgens und abends jeweils eine 600 Ibuprofen und 500 Novaminsulfon – und einen Magenschutz.

Mein Programm besteht aus Fitnesstraining an Geräten, Übungen auf dem Boden, Turnen in der Halle, Bewegungsbad, Reizstromtherapie und Meridianmassage. Morgens fahre ich ins Reha-Zentrum, habe einige Stunden Anwendungen und bin abends wieder zu Hause. Ich laufe permanent mit einem Notizheft herum, um mir alle Übungen zu notieren oder sie von den Therapeuten aufzeichnen zu lassen, denn ich will später ein Übungsprogramm für zu Hause haben. In der ersten Woche lerne ich täglich neue Therapeuten kennen, und jedem muss ich erklären, dass ich nicht der obligate Fall mit einer neuen Hüfte, einem neuen Knie oder einer neuen Schulter bin. Ein Therapeut herrscht mich an, ich solle

gefälligst in Rückenlage meinen Rücken ordentlich auf die Matte drücken. Ich bitte ihn zu mir, entspanne meinen Rücken und fordere ihn auf, seine Hand unter mein Hohlkreuz zu legen, damit er merkt, wie der Normalzustand bei mir ist. Seine Faust passt unter mein Kreuz. Da wird er freundlich und behandelt mich besser. So ist es mit nahezu allen Therapeutinnen und Therapeuten – wenn sie erst mal wissen, was ich habe, und dass ich nicht simuliere oder mich um Aufgaben drücken will, geht alles prima. Durch die hohe Medikamentendosis bin ich nahezu high und probiere alles aus, was man mir nahelegt. Beim Turnen in der Halle sollen wir mit einem Holzstock eine Art Kniebeuge machen. Ich bin blockiert, weil ich fürchte, ins Hohlkreuz zu kommen und mir Schmerzen zuzuziehen.
Die Therapeutin erklärt mir geduldig den Ablauf der Übung. Schließlich fasse ich Mut und kriege es hin. Aber ich bin schwach und kann die Kniebeugen und anderen Übungen mit dem Stock kaum absolvieren. Zu Hause lasse ich mir von meinem Mann einen Besenstiel absägen und übe am Wochenende. Beim nächsten Mal traut die Therapeutin ihren Augen kaum, als ich die Übungen viel besser schaffe. Es macht mir Freude, mich zu bewegen, und ich fühle mich sicher, weil ich von Therapeuten und Ärzten umgeben bin. Ich mache alles mit und freue mich unbändig darüber, dass ich mich bewegen darf. Immer durch die Schmerzen hindurch, so lautet das Credo.
Ich bin folgsam und motiviert – und breche zweimal vor Schwäche zusammen. Nun soll ich dreimal 600 Milligramm von dem einen und dreimal 500 Milligramm von dem anderen Schmerzmittel täglich

nehmen. Aber mir ist so übel, dass ich diese Medikation verweigere. Auch von der zweifachen Dosis bin ich immer noch so high, dass ich die ganze Reha-Zeit als vor Energie sprühend erlebe. Ich bekomme zweimal Verlängerung, bin insgesamt fünf Wochen in der Reha. Beim Turnen an den Geräten und in der Halle gibt es kleine Begebenheiten, die mich noch nicht stutzig machen. Ich soll mich vor ein Gerät stellen und die Griffe von vorn oben nach hinten unten ziehen, und zwar im „maximalen Bewegungsradius".

Das tue ich, die Bewegung meiner Arme reicht bis fast rechtwinklig hinter meinen Rücken. Eine Therapeutin sagt dazu nichts, am nächsten Tag aber kommt eine andere entsetzt herbeigerannt und stoppt mich, um den Radius um ein Drittel zu reduzieren.

Der Plan ist: Immer durch die Schmerzen hindurch trainieren und nötigenfalls mehr Medikamente nehmen. Wenn ein bestimmter Fitnesslevel erreicht wäre, würden die Schmerzen weniger.

In diesem Glauben werde ich aus der Reha entlassen, nicht ohne dass die Ärzte mir gestehen, wie erstaunt sie über meinen guten Zustand seien. Sie hätten nicht für möglich gehalten, dass ich so fit aus der Reha gehen würde. Der Abstand zwischen meinen Fingerspitzen und dem Boden hat sich allerdings nicht verkleinert. Auch mein Gewicht hat sich nicht reduziert, aber ich habe Fett ab- und Muskeln aufgebaut. Mit meinem Übungsprogramm für zu Hause und einer Reha-Nachsorgevereinbarung für Sport dreimal die Woche im Reha-Zentrum ist der tägliche Aufenthalt beendet.

Nach fünf Wochen hoher Schmerzmitteldosierung

muss ich diese Medikamente langsam absetzen. Beide Medikamente sind nicht für eine Dauerbehandlung geeignet. Ich soll auf eine Bedarfsmedikation kommen, aufgrund des Fitnesslevels aus der Reha soll sich die Schmerzsituation auch ohne Medikamente deutlich verbessert haben. Anfangs scheint die Theorie aufzugehen. Ich schleiche die Tabletten aus und registriere, dass die Schmerzen im Nacken, in den Schultern und im unteren Rücken keineswegs weg sind, ich sie aber mit Übungen stärker beeinflussen kann als vor der Reha. Letztlich hat jedoch mein Schmerztherapeut Recht behalten mit seiner Prognose: Eine Reha bringt zwanzig Prozent. Das ist eine enttäuschende Erkenntnis. Aber ich will weitermachen und hoffe, dass Fitness und Sport der Schlüssel für ein schmerzreduziertes Leben sind. Ich reiße mich zusammen und trainiere unverdrossen durch den Schmerz hindurch, soweit ich kann. Aber jetzt arbeite ich wieder, sitze viel am Schreibtisch und kann nicht fünf Stunden am Tag turnen. Und wie bin ich froh, endlich auch wieder etwas für meinen Kopf tun zu dürfen! Nur wenig Tagebuch habe ich während der Reha geschrieben, weil ich abends völlig fertig ins Bett fiel. Auch mein geliebtes Lesen fehlt mir sehr, ich konnte mich nicht gut konzentrieren, weil ich abends immer müde war. Jetzt turne ich zwar täglich, aber kann mich endlich wieder meinen Leidenschaften hingeben.

Bald jedoch ist der Schmerzlevel wieder so hoch wie vor der Reha, obwohl ich morgens sechzig Stock-Kniebeugen, vier weitere Übungen mit dem Stock und abends eine halbe Stunde Yoga und Gymnastikübungen absolviere. Irgendwann kapituliere ich vor

dem Dauerschmerz und bitte meinen Schmerztherapeuten, mich wieder mit anderen Medikamenten einzustellen, um die Schmerzen für einen längeren Zeitraum auf ein erträgliches Maß zu reduzieren, damit ich einen klaren Kopf bekomme. Er setzt mich wieder auf Tilidin, und nach der Eingewöhnungsphase mit der obligaten Übelkeit und dem Schwindel geht es mir besser. Zusätzliches Ibuprofen nehme ich bei Bedarf, brauche es jetzt aber nicht mehr so häufig. Dass man keine Muskeln aufbauen kann, wenn man ein Tilidin nimmt, hält mein Schmerztherapeut für Quatsch. Auch ich merke, dass diese Medikamente sich nicht nachteilig auf mein Turnen auswirken – im Gegenteil: Mit weniger Schmerzen kann ich besser turnen. Meine Krankengymnastin nimmt in meinem Heimprogramm bei Übungen, die sie für zu schwer für mich hält, Korrekturen vor. Wir turnen alle Übungen durch.
Ich absolviere täglich mein Übungsprogramm und kann die Intensität der Schmerzen positiv beeinflussen. Schmerztherapeut und Krankengymnastin warnen mich allerdings davor, immer durch den Schmerz hindurch zu trainieren. Schmerzen seien Warnzeichen. Es gelte, das richtige Maß zu finden und nötigenfalls Übungen leichter zu machen.
Alles in allem geht es mir etwas besser nach der Reha. Aber sie hat nicht bestätigt, was mir die Orthopäden stets gepredigt haben: Sport ist nicht die Lösung meiner Probleme. Denn wäre er es, hätte das, was nun passiert, nicht geschehen dürfen.
Eines Morgens, etwa anderthalb Jahre nach Ende der Reha, bekomme ich Schmerzen im linken Bein, während ich meine Stock-Kniebeugen mache. Vielleicht habe ich mich nur falsch bewegt, denke ich.

Aber es ist am nächsten Morgen dasselbe. Bald treten die Schmerzen auch am Tag auf – seltsamerweise bei Belastung. Bisher wurden sie durch Gehen und gemäßigte Bewegung wie Turnen besser. Dies ist eine neue Situation, mit der ich mich schwertue. Denn ich bewege mich gern, und meine Spaziergänge an der Elbe sind mir lieb und teuer, helfen mir zur mentalen und physischen Stärkung und dienen nicht zuletzt der Inspiration zum Schreiben. Ich versuche die Reizstromtherapie, Wärme, Kälte, Salben – nichts hilft. Nun neige ich nicht zur Panik und kenne Zustände, die sich nicht eindeutig zuordnen lassen und manchmal nach einiger Zeit von selbst wieder verschwinden. Meine Krankengymnastin vermutet die Ursache im Iliosakralgelenk, das ständig verkantet. Das Thema kenne ich, habe in der Reha eine Übung gelernt, um es in die richtige Position zu bringen. Ich versuche, Einfluss mit Gymnastik und Yoga zu nehmen, mache keine Stock-Kniebeugen mehr. Aber die Schmerzen werden schlimmer, mein Bewegungsradius wird enger. Ein halbes Jahr vergeht, ohne dass die Schmerzen besser werden, und ich entscheide 2013, erneut den Orthopäden aufzusuchen. Ein MRT wird angefertigt, dieses Mal von den Hüften und der Wirbelsäule. Aber es findet sich darin keine Erklärung für das neue Problem. Mit der Empfehlung, Sport zu treiben, werde ich entlassen. Mein Schmerztherapeut bietet mir Infusionen in die Lendenwirbelsäule an, aber ich habe große Angst davor. Woran liegt es, dass dieser Schmerz aufgetreten ist? Ich erinnere mich an die ersten Orthopädietermine und fürchte, dass die linke Hüfte Probleme macht und eventuell ausgetauscht werden muss. Eine zweite Meinung zu der meines Orthopäden kann nicht schaden. Diese soll mir 2014 eine Fachklinik geben. Dort findet sich aber kein Chirurg, der mich operieren will. Der zuerst konsultierte Hüftchirurg sagt, dass die Hüften keine Probleme machten. Sein hinzugezogener Kollege bestätigt diese Einschätzung. Es sei zwar eine kleine Arthrose vorhanden, die aber keinen Schaden anrichte. Allerdings sei dort eine Black disc zu sehen, ein alter Bandscheibenvorfall, der die Ursache für die Schmerzen sein könnte. Die beiden Ärzte schickten mich direkt weiter zum Wirbelsäulenchirurg.

Der bittet mich, in seinem Behandlungszimmer ein bisschen hin und her zu laufen, meine Beine und Arme durchzustrecken. Auf der Liege dreht er meine Arme und Beine hin und her. Er fragt, ob ich eher langsam gehe oder eher schnell. Dann fällt der folgenschwere Satz: „Ihr Problem sind nicht Ihre Hüften, Ihr Problem ist die Hypermobilität." Er erklärt, dass ich zu beweglich sei, ungesund beweglich. Mein Bindegewebe und meine Bänder seien zu lax, ich könne meine Gelenke abnormal bewegen, das wirke sich nachteilig aus.

Die Ursache für die Schmerzen sieht er im Iliosakralgelenk. Er bietet mir eine stationäre Schmerztherapie von bis zu fünf Tagen an, in der ich Spritzen unter dem Monitor direkt ins Iliosakralgelenk bekommen und mittels Krankengymnastik lernen soll, mich in einem „gesunden" Aktionsradius zu bewegen. Die Black disc sei nicht mehr problematisch, der Körper habe sich selbst geholfen. Dennoch kritisiert der Arzt, dass der Bandscheibenvorfall 2008 nicht behandelt wurde. Daran kann ich jetzt nichts mehr ändern.

Wieder verlangt die Krankheit mir Aufmerksamkeit

ab, die ich doch viel lieber in meine beruflichen Projekte investieren würde. Denn ich habe zwei weitere Fernstudiengänge für lyrisches Schreiben und Journalismus absolviert, mein Schreibrepertoire vergrößert sich und auch die Kundschaft für das Lektorat wird mehr. Mittlerweile gehöre ich einigen Autorenverbänden an und habe dort Aufgaben übernommen. Mein Netzwerk wächst, ich habe gute Leseorte und einige kleine Auszeichnungen für einzelne Gedichte bekommen.
Auch in der Hamburger Volkshochschule bin ich mittlerweile angekommen und leite dort einen wöchentlichen Lesekreis; dafür habe ich einige der auswärtigen Volkshochschulen aufgegeben.

Seit dem 44. Lebensjahr, 2014 bis heute (2018)
Zwei Monate später, in der Sommerpause der Volkshochschule, trete ich die stationäre Schmerztherapie an.
Ich habe eine Heidenangst vor der Spritze, die unter einem Röntgengerät direkt in die Gelenkspalte des Iliosakralgelenks gesetzt werden soll. Aber ich will meine Spritzenphobie loswerden und denke mir, dass eine Konfrontationstherapie das Richtige ist – so, wie jemand mit Höhenangst auf eine Brücke geht. Zunächst geht es wieder los mit der obligaten abenteuerlichen Menge an Schmerzmittel, von der ich die Hälfte verweigere. Der Arzt erklärt mir, dass die Therapie damit bestmöglich begleitet wird, aber ich handele mit ihm aus, dass ich nur eines der beiden Medikamente nehme und einen Magenschutz dazu bekomme.
Direkt am Morgen nach der Aufnahme ins Krankenhaus soll die Spritze gesetzt werden. Mit mir

werden eine weitere Patientin und ein Patient in den Keller geführt. Im Gänsemarsch gehen wir hinter dem jungen Arzt her und bekommen jeweils eine Umkleidekabine zugewiesen. Hier liegt ein OP-Hemd für mich parat, und dieser Anblick lässt mein Herz höherschlagen, aber nicht vor Freude. Meine alte Paranoia vor Krankenhaus, Ärzten und Spritzen kommt wieder hoch, und ich ziehe mich zitternd um. Die Beruhigungstablette, die ich gleich zum Frühstück bekam, wirkt kein bisschen. Damit ich mit meiner Panik nicht so lange warten muss, bin ich als erste dran. Ich lege mich auf den Bauch, unter dem Unterleib ist ein Kissen platziert. Der Arzt sprüht jede Menge Sterilisationsmittel auf meinen Hintern. Ich bitte ihn, mir alles zu sagen, was er macht. Er dreht den Monitor zu mir, und ich kann verfolgen, wie er zwei Spritzen setzt, eine an jedes Ende der Iliosakralgelenkfuge. Dann ist es schon vorbei, es tat kaum weh, ich bin froh.

Ich darf mich anziehen und auf meine Station gehen, dort wird mich der Arzt aufsuchen, wenn er hier unten fertig ist. Es ist kaum zu glauben, aber ich stehe auf und habe keine Schmerzen mehr! Schnell ziehe ich mich an.

Mit dem Fahrstuhl fahre ich hoch und laufe überglücklich auf den langen Fluren auf und ab. So trifft mich der Arzt an, der mich sofort ins Bett schickt – heute soll ich ruhen, damit alles gut wirken kann. Das fällt mir schwer wie noch nie!

Tatsächlich sind Schmerzen wie weggeblasen. Am nächsten Tag kommt eine Krankengymnastin, eine junge, etwas beleibte Frau, und schaut sich entgeistert an, wie ich sitze und aufstehe. Ich zeige ihr, wie ich im Schneidersitz sitze, meine Knie liegen auf dem Boden. Sie schüttelt nur den Kopf. Sie kann es mir nicht gleichtun und kommt nur schwer vom Boden hoch. Meine Zimmernachbarin muss so darüber lachen, dass sie unter ihrer Bettdecke verschwindet. Ich lerne jetzt, was ein ungesunder Bewegungsradius ist. Durch meine Art zu sitzen und vom Boden aufzustehen, hätte ich selbst das Iliosakralgelenk zum Verkanten gebracht, so wird es mir mitgeteilt.

Nun soll ich, wenn ich im Schneidersitz sitzen möchte, Kissen unter meine Knie legen. Ich soll meine Beine nicht angezogen seitlich ablegen, und ich soll so aufstehen, dass die Beine nicht seitlich abgewinkelt werden. Das ist nicht einfach. Nach vier Tagen gehe ich heim und kann noch immer nicht glauben, dass die Schmerzen weg sind.

Sie sollen es auch nicht lange bleiben. Nach zwei Wochen sind sie wieder da, obwohl ich mich an die Bewegungsempfehlungen der Krankengymnastin halte. Nun habe ich wieder Volkshochschulkurse und kann nicht erneut für mehrere Tage in die Klinik gehen.

Mein Schmerztherapeut gibt mir ambulant monatlich Spritzen in beide Iliosakralgelenke, aber sie helfen kaum. Immerhin habe ich die Angst vor Spritzen besser im Griff. Ich bin entschlossen, in der Winterpause erneut in die Fachklinik zu gehen, aber es soll anders kommen. Denn als ich im November zur Vorsorgeuntersuchung gehe, entdeckt mein Gynäkologe eine fünf mal sieben Zentimeter große Wucherung: Endometriose. Gewebe tritt aus der Gebärmutter aus und siedelt sich außerhalb an, es entstehen Wucherungen. „Das muss operiert werden", sagt mein Gynäkologe betrübt, und ich bekomme mächtig Angst. Mir ist in diesem Moment klar, dass

so eine Operation mich um Monate zurückwerfen wird. „Hatten Sie denn gar keine Schmerzen?“, fragt der Gynäkologe verwundert. Ich muss lachen. „Sie sind gut! Ich habe doch immer Schmerzen, da weiß ich nicht, woher die kommen.“
Statt in die orthopädische Klinik gehe ich in die gynäkologische und spreche mit dem Chirurgen, der mich operieren wird. Es soll eine Bauchspiegelung werden und eigentlich macht man die ambulant. Aber ich wehre mich und will stationär aufgenommen werden.
Der Chirurg ist einverstanden, als er meine Akte mit den ganzen Arztberichten sieht. „Sie haben ja schon einiges durch“, sagt er trocken und füllt einen Stapel Formulare aus. Das Jahr 2015 soll also für mich mit einer Bauchspiegelung beginnen.
Die Diagnose und Planung der Operation finden im November 2014 statt. Ich habe nicht die Kraft, zwischendurch noch in die andere Klinik zu gehen, wo ich vermutlich eine Entscheidung über das Veröden von Nerven treffen müsste. Außerdem hoffe ich, dass ein Teil der Schmerzen von der Endometriose kommen und nach der Operation weg sein wird.
Die Freude über das Erscheinen meines dritten Gedichtbands Ende 2014 lenkt mich von dem Bevorstehenden ab. Im März 2015 werde ich zum ersten Mal auf der Leipziger Buchmesse aus meinen Gedichten lesen!

Am 5. Januar 2015 bin ich die erste Patientin im neuen Jahr, die im Krankenhaus operiert wird. Eine Schwester erledigt mit mir die Aufnahmeformalitäten und bringt mir eine Beruhigungstablette. Ich soll mich umziehen und dann die Tablette nehmen. Als

ich zur Operation abgeholt werde, hat die Tablette noch keine Wirkung entfaltet. Der Anästhesist und ich machen im Vorraum zum Operationssaal Witze, kurz danach erhalte ich die Narkose in den Arm.
Als ich aufwache, liege ich in einem Saal mit mehreren Betten. Ich bin verkabelt und liege irgendwie komisch. Noch halb betäubt, versuche ich mich umzubetten, als eine Schwester angeschossen kommt und mich ermahnt, mich nicht zu bewegen. Ich kann ihr nicht vermitteln, dass ich sehr unbequem liege, alles soll so bleiben.
In meinem Blickfeld hängt eine Wanduhr. Ich nicke ein, wache auf, nicke ein … immer der erste Blick auf die Uhr, Stunden vergehen. Im Verfolgen des Sekundenzeigers schlafe ich wieder ein. Ich habe Durst und darf noch nichts trinken. Eine kleine Ewigkeit später kommt endlich jemand, um mich auf mein Zimmer zu fahren. Dort liege ich und fühle mich halbtot. Ich bekomme Kochsalzlösung per Tropf, mir ist schwindelig, und ich fühle mich total ausgetrocknet.
Vor der Operation hieß es, ich müsse etwa drei Wochen mit Beeinträchtigungen rechnen. Nun ist die Operation schwerer ausgefallen als geplant, und ich erkundige mich bei dem Chirurgen, ob ich in drei Wochen einen Volkshochschulkurs leiten kann. „Wenn es geht, sollten Sie den lieber noch abgeben“, ist seine Antwort. Daraus schließe ich, dass ich im Februar wieder einsatzfähig sein werde, frage aber nicht noch einmal nach.
Am nächsten Morgen bekomme ich Gesellschaft von einer Frau, die etwas jünger ist als ich. Die Prozedur mit der Schwester und den Formalitäten wiederholt sich, dann zieht sich meine Zimmergenossin

das OP-Hemd an und nimmt die Beruhigungstablette. Anders als bei mir wirkt die Tablette bei ihr so stark, dass sie zehn Minuten später im Tiefschlaf ist und nicht mehr mitbekommt, wie man sie aus dem Zimmer rollt. So wirken sich also langjährige Medikamentierungen aus. Ich brauche größere Rationen, auch bei Narkosemitteln, deshalb war das Aufwachen so schwer. Das merke ich auch an der Nachmedikamentierung. Die Ärzte und Schwestern haben große Sorgen, dass ich durch das ständige Liegen Schmerzen bekommen könnte. Es ist auch meine größte Sorge, denn ich kann maximal acht bis neun Stunden liegen und brauche dann schon einige Übungen und Anlaufzeit nach dem Aufstehen. Hier im Krankenhaus liege ich seit einem Tag und einer Nacht und bekomme Opiat und Ibuprofen, die mich zwar zudröhnen, aber tatsächlich klappt es: Die Schmerzen sind unterdrückt.

Als ich am vierten Tag nach Hause darf, denke ich, dass das Schlimmste überstanden ist. Gegen die Schmerzen habe ich mein Medikament, und in meinen eigenen vier Wänden würde ich sicher viel schneller gesund. Aber da hatte ich mich getäuscht. In der folgenden Zeit komme ich einfach nicht wieder auf die Beine. Ich wandere vom Bett zum Sessel (meinem Cockpit[2]) und zum Bett, schlafe und hänge herum, bin mental fit, fühle mich aber körperlich komplett zerstört.

Jetzt kommen die Schmerzen vom Sitzen und Liegen hinzu. Aber ich kann keine einzige Übung machen,

[2] Meinen Sessel, bei dem ich Rückenlehne und Fußteil verstellen kann, um mich nahezu hineinzulegen, und die rundherum arrangierten Dinge wie Notebook, Bücher, Schreibzeug, Abstellfläche für Getränke, diverse Zeitungen und Zeitschriften, hat mal eine Freundin „Cockpit" getauft – eine sehr treffende Bezeichnung!

weil die Leibesmitte wund und versehrt ist. Es ist eine schwere Zeit, die sich bis Anfang März hinziehen wird.
Mein Gynäkologe, der das Ganze im November entdeckt hat, ist davon nicht überrascht. Eine Erholungszeit von sechs bis acht Wochen sei durchaus normal.
Ich fliehe mich wie immer ins Lesen und Schreiben, plane dieses Buch und bereite mich auf meine Lesung auf der Leipziger Messe vor. Langsam bekomme ich Angst, dass ich vielleicht gar nicht hinfahren kann, weil es mit den Operationsfolgen einfach nicht besser werden will.
Im März beginnt einer meiner Volkshochschulkurse, ich bin dafür einen Vormittag pro Woche unterwegs. Jetzt kann ich noch schlechter Taschen tragen, und wenn ich mittags nach Hause komme, bin ich vollkommen erschöpft. In den letzten Wochen konnte ich so gut wie keine Übungen machen, nur einige wenige zur Entspannung der Muskulatur. Meine gute Kondition, die ich mir in der Reha erarbeitet und trotz der Schmerzen im Bein gehalten habe, ist jetzt komplett dahin. Aber die Schmerzen im Bein sind deutlich besser, und ich beginne zu glauben, dass die Wucherungen, die entfernt wurden, auf den Ischiasnerv gedrückt haben.
Anfang März unternehme ich eine Wanderung an der Elbe, von Neumühlen bis Teufelsbrück, mit 600 Milligramm Ibuprofen. Eine Woche später sind die Schmerzen wieder voll da. Mir wird langsam klar, dass ich mein Arbeitspensum reduzieren muss, vor allem den Unterricht in den Volkshochschulen
Immerhin habe ich die Zeit genutzt, um über Hypermobilität zu recherchieren. Ich weiß jetzt, dass

ich wegen der zu laxen Bänder und des schwachen Bindegewebes zu beweglich bin; so sehr, dass es krankmacht. Wenn ich auf der Seite im Bett liege, fällt meine Schulter ungesund weit nach vorn. Ich kaufe mir ein Seitenschläferkissen.

Zum Gehen bekomme ich einen Sacroiliac Belt, einen ISG-Gurt, der das Becken zusammenhält. Mein Schmerztherapeut medikamentiert mich nach einer Versuchszeit von einem halben Jahr mit Bedarfsmedikamentierung, in der ich zu viel nahm, wieder mit Tilidin und Amitriptylin. Ich weiß jetzt aus der Selbsthilfegruppe hypermobiler Frauen bei Facebook, dass die meisten Betroffenen so oder ähnlich medikamentiert sind, und habe nicht mehr so viel Angst vor den Nebenwirkungen oder Spätfolgen.

Der Austausch in der Selbsthilfegruppe bringt mich auf weitere Recherchegebiete. Erstmals begegnet mir der Begriff „Ehlers-Danlos-Syndrom“[3], und ich erkenne in den Symptomlisten eine ganze Reihe meiner Symptome wieder.

Die Hüftdysplasie und -luxation scheinen nicht Ursachen, sondern Symptome zu sein. Plötzlich finden sich meine Probleme, die offensichtlich nichts miteinander zu tun haben, unter einer gemeinsamen Überschrift wieder. Die Neigung zu blauen Flecken, die dünne Haut, die Verdauungsprobleme, das Knacken in den Gelenken, Plattfüße, Schmerzen in den Gelenken, Schmerzen in der rechten Schulter beim Arbeiten mit der Computermaus, Abdrücke von Kleidungsstücken auf der Haut und deren große Druckempfindlichkeit, die Instabilität meiner Halswirbelsäule, in der es immer wieder zu eigenartigen Blockaden kommt, sodass ich den Kopf nicht heben

[3] Begriffserklärung s. Anhang.

kann – und sogar der Grüne Star, den wir in der Familie haben.
Ich arbeite mich durch die im Internet vorhandenen Tests zum Hypermobilitätssyndrom und kaufe das bis dahin einzige deutschsprachige Buch über Gelenküberbeweglichkeit[4], in dem auch das Ehlers-Danlos-Syndrom kurz erklärt wird.
Nun will ich es genau wissen und versuche, Ärzte zu finden, die mir Diagnosen stellen können. Ich erfahre in der Selbsthilfegruppe, dass es in Lübeck eine Stelle gibt und wende mich dorthin. Parallel frage ich im relativ neuen Hamburger Zentrum für seltene Krankheiten an und werde auch von dort nach Lübeck verwiesen. Man schickt mir einen sieben Seiten langen Fragebogen, den ich ausfülle und mitsamt einem Stapel von Diagnosen und MRT-Aufnahmen zurückschicke. Während des Wartens will ich den Schmerzen im Bein zu Leibe rücken. Meine Krankengymnastin empfiehlt ein MRT unter Belastung, weil sie vermutet, dass die Hüfte jetzt wirklich ihren Dienst versagt. Aber die Krankenkasse lehnt die Kostenübernahme ab. Ich will kein nutzloses MRT im Liegen machen lassen, das schon 2013 kein Ergebnis brachte. Also schreibe ich erneut an den Wirbelsäulenchirurgen, der vor einem Jahr das Wort „Hypermobilität" ins Spiel brachte. Er lädt mich nach kurzer Diskussion auch ohne MRT ein. Zwischenzeitlich kommt aus Lübeck der schriftlich geäußerte Verdacht auf das Ehlers-Danlos-Syndrom vom hypermobilen Typ. Ich kopiere alles für den Wirbelsäulenchirurgen. Voller Hoffnung komme ich

[4] Dr. med. Günther Haberhauer, Dr. med. Martin Skoumal: *Gelenküberbeweglichkeit: Ursachen, Formen, Therapien*, Verlagshaus der Ärzte: Wien 2006.

dort an und traue dann meinen Ohren nicht: Plötzlich will er sich nicht mehr an das Gesagte erinnern, er bezweifelt es sogar. Wenn er es gesagt hätte, dann stünde es ja im Bericht. Da steht tatsächlich nichts, und mir fällt in dem Moment nicht ein, dass er mir sogar Krankengymnastik für das Thema verordnet hat. Er lässt sich kurz zeigen, wo es wehtut, und sagt mir dann, ich solle ein MRT im Liegen machen lassen und wiederkommen, dann werde er schauen, ob an dem früheren Bandscheibenvorfall etwas sei oder am Wirbel operiert werden müsse. Verdattert schaue ich ihn an. Am Wirbel?! Wenn überhaupt, dann wohl an der Hüfte! Für die Hüfte sei er nicht zuständig, sagte er, da solle ich mich mal den Hüftchirurgen vorstellen. Und überhaupt glaube er nicht, dass ich das Ehlers-Danlos-Syndrom hätte, ich sähe nicht danach aus. Ich solle mich da mal nicht reinsteigern. Er verstehe, dass man Antworten haben wolle, aber ich hätte außer dem Bandscheibenvorfall nichts. Sprachlos verlasse ich die Klinik und bin für diesen Tag erst mal bedient.

Trotzdem verzage ich nicht, denn ich bekomme kurz darauf einen Termin für eine humangenetische Beratung im Martin-Zeitz-Zentrum für seltene Krankheiten. Dort erwartet mich eine junge Humangenetikerin, und was ich nun erlebe, entschädigt mich zunächst für den Termin in der Fachklinik.
Die Humangenetikerin nimmt sich viel Zeit, mir und meinem Mann Informationen über das Ehlers-Danlos-Syndrom zu geben. Sie untersucht mich in Ruhe und fragt mehrmals, ob ich Fragen hätte oder ob mir etwas Ungewöhnliches aufgefallen sei. Schließlich entnimmt sie drei Ampullen Blut für eine

molekularbiologische Untersuchung, eine so genannte Panel-Diagnostik. Sie erklärt, dass es ungefähr dem Suchen eines Schreibfehlers im Hamburger Telefonbuch entspräche, und das für 40 Gene, also vierzigmal.

Das Ergebnis soll in drei Monaten vorliegen. An diesem Tag fahre ich zum ersten Mal beruhigt nach Hause, denn ich habe jetzt das Gefühl, dass man mir wirklich helfen möchte und mich nicht für eine Simulantin hält.

Der Bluttest fällt negativ aus, und ich glaube zunächst, dass ich kein EDS habe. Tatsächlich ist es jedoch nicht sicher, denn man kann es auf dem heutigen Stand der Forschung nicht ausschließen. Die Humangenetikerin sagt, dass es in zwanzig Jahren wahrscheinlich ganz andere Möglichkeiten geben wird, sie aber für den Moment lieber konkrete Maßnahmen gegen die Schmerzen entwickeln möchte, statt sich nur auf die Ursachenforschung zu konzentrieren. Dann wird die Humangenetikerin schwanger, ihre Vertretung ist nicht sonderlich an mir als Patientin oder dem Thema an sich interessiert, und ich stehe wieder ohne konkrete Diagnose da – immerhin aber mit einem humangenetischen Gutachten, das die Hypermobilität und den Verdacht auf EDS diagnostiziert. Mehr als jemals gilt, was mein Schmerztherapeut schon ganz zu Anfang, 2008, zu mir sagte: Es gibt keine einfache Lösung für ein komplexes Problem.

Im Herbst 2015 habe ich das Konzept für dieses Buch fertig. Da ich meine Schulter überanstrengt habe, kann ich nur noch eine halbe Stunde am Stück schreiben – sowohl handschriftlich als auch am

Computer. Unseren Urlaub, in dem ich immer nur vormittags schreiben wollte, müssen wir umgestalten, weil ich nun drei- oder viermal täglich eine halbe Stunde schreiben will. Trotzdem genießen wir die freie Zeit, und ich nehme so viel Ibuprofen, dass ich einmal am Tag, an der Hand meines Mannes, der mich stützt, einen Spaziergang von einer Stunde unternehmen kann – allerdings mit einigen Pausen.

Eine Therapie für das Hypermobilitätssyndrom gibt es nur in Form von Krankengymnastik und Haltungsschule – an der Hüftdysplasie lässt sich ebenfalls nichts ändern. Eine Orthopädin bestätigt die Diagnose ISG-Syndrom und glaubt, dass das Iliosakralgelenk ursächlich für die Ischiasschmerzen sei. Sie sagt auch, dass ich mit einigen Yoga-Übungen sowie Turneinheiten, die Rumpfbeugen beinhalten, zur Verschlechterung meines Zustands beigetragen habe. Und empfiehlt mir, Rumpfbeugen im Alltag und im Sport zu vermeiden. Da habe ich nun so oft Übungen gemacht, mich angestrengt, nicht selten durch den Schmerz hindurch trainiert – und soll mir damit Schaden zugefügt haben? Was für ein deprimierender Gedanke. Heilung gibt es für das Problem nicht, die Orthopädin empfiehlt weiterhin Krankengymnastik und Schmerztherapie.

Ich kann im Frühjahr 2016 noch ungefähr fünf bis zehn Minuten gehen, bis ich vor Schmerzen abbrechen muss. Hinzu kommen massive Schmerzen im Nacken und in den Schultern, weil ich die Yogaübungen nicht mehr machen soll, die (angeblich) das ISG-Syndrom befördern. Waren diverse Arten von Stühlen schon immer ein Problem für mich, kann ich jetzt kaum noch woanders als zu Hause sitzen. Und da halte ich mich jetzt am meisten auf. Ich überlege, ob ich die eine Etage runtergehen kann oder nicht, bevor ich mich entschließe, vor die Tür zu gehen. Es ist eine unglaublich harte Zeit, Besserung ist nicht in Sicht – also fange ich ein Fernstudium an, um wenigstens meinem Kopf eine Herausforderung zu bieten und mich von den Schmerzen abzulenken. Auch mit Lektoraten bin ich reichlich eingedeckt, was mir ganz recht ist, denn das gibt mir einen Tagesrhythmus vor und verhindert, dass ich in eine deprimierende Lethargie sinke. In diesem Frühjahr lektoriere ich allerdings so viel im Bett wie noch nie!

Die Entscheidung, einen Rollstuhl anzuschaffen, fällt mir schwer – aber als ich ihn im Mai 2016 habe, weine ich vor Freude, weil ich endlich wieder vor die Tür kann. Mein Mann geht gleich mit mir zu unserem Lieblingsplatz am Elbufer, und ich bin so glücklich darüber, dass es mir wieder möglich ist, das Haus zu verlassen.

Erneut stehe ich an dem Punkt, der sich wie ein roter Faden durch mein Leben zieht: Hilfe ist nicht in Sicht. Zwar weiß ich nun, dass ich eine gravierende Bindegewebsschwäche habe, die, im Zusammenspiel mit der Hüftdysplasie und Wirbelsäulenproblematik, vermutlich die Ursache für die Schmerzsituation ist. Aber welche Bindegewebskrankheit es ist, ob es EDS ist, kann man wegen des noch nicht sehr weit gediehenen Forschungsstands in dieser Gruppe von Erkrankungen nicht sagen. Ich spüre, dass es mit meinem Bein, der Hüftregion links, immer schlechter wird. Treppen kann ich nur noch bis in den ersten Stock gehen. Ich brauche Hilfe im Haushalt und bei Einkäufen, kann Ausflüge nur mit Rollstuhl und

Begleitperson unternehmen. Meine Erwerbstätigkeit habe ich komplett ins Home-Office verlegt. Es kostet mich viel Kraft und fällt mir sehr schwer, Aktivitäten außerhalb meiner vier Wände wahrzunehmen. Seit ich den Rollstuhl habe, kann ich aber wieder Museumsbesuche unternehmen, und ich umgehe in Theatern oder Restaurants Stühle, auf denen ich nicht sitzen kann. Und der Rollstuhl ist mein Trainingsgerät, mit dem ich abwechselnd gehe und fahre; so versuche ich, meine Muskulatur aufzubauen. Es ist ein Kampf, bei dem es nicht um Sieg geht, sondern darum, den jetzigen Zustand zu halten und womöglich ein bisschen zu verbessern: Der Weg ist das Ziel.

Der Rollstuhl gibt mir auch die Möglichkeit, meine Kleinkunstauftritte gemeinsam mit meinem Mann wieder aufzunehmen. Jetzt habe ich meinen Sitz immer dabei und brauche mir keine Gedanken mehr darum zu machen, dass ich beim Vorlesen Schmerzen bekommen könnte, weil ich auf irgendwelchen Stühlen nicht sitzen kann. Es ist tatsächlich eine neue Art von Freiheit, die für Außenstehende kaum zu glauben ist. Endlich schmerzarm sitzen! Es wirkt sich sofort auf meine Lesetechnik und Vortragsart aus, wenn ich mich nicht mehr auf Schmerzen, sondern völlig auf meine Gedichte konzentrieren kann. Für andere Menschen ist der Rolli allerdings ein echter Schock. Einigen Freundinnen kommen bei meinem Anblick direkt die Tränen. Andere sind praktisch veranlagt und bieten gleich an, mich durch den Park zu schieben – tolle Idee! Ich jedenfalls habe Freiheit neu definiert: Der Rolli hat mich von meinem schmerzbedingten „Hausarrest“ befreit.

Es ist durchaus mühsam, einen Rollstuhl allein mit

Armkraft zu bewegen. Seit ich es selbst erfahren habe, habe ich großen Respekt vor Rollstuhlfahrern, die tagtäglich allein unterwegs sind. Irgendwann, im Frühjahr 2017, fällt mir auf, dass ich besser gehen kann, wenn ich den Rollstuhl schiebe, als wenn ich frei gehe.

Also leihe ich mir einen Rollator aus und probiere es damit. Es geht deutlich besser! Ich schaffe mir selbst einen Rollator an und stimme mit meiner Therapeutin die richtigen Einstellungen und den Umgang ab. Ab jetzt bin ich ein bisschen mobiler!

Ich fange mit ganz kleinen Runden um den Block an und sitze zwischendurch viel auf dem Rollator. Anfangs brauche ich, ganz wie damals, als ich Anfang Zwanzig war, endlos lange für die kleinsten Wege. Aber ich bin unterwegs, und zwar allein. Zuerst suche ich angenehme Orte zum Verweilen in meiner nächsten Umgebung auf. Aber mein Ziel ist es, irgendwann wieder meine Schreibwanderung von etwa sechs Kilometern zu schaffen. Darauf arbeite ich hin, auch wenn es lange dauern wird.

2017 ist das zweite Jahr mit unserer Veranstaltung „Poesie trifft Komposition“. Statt im Rollstuhl sitze ich jetzt auf dem Rollator, und dass ich wieder etwas besser gehen kann, ist ein Geschenk. Nur mit den Treppen ist es noch nicht so gut.

Ende des Jahres muss meine Physiotherapeutin krankheitsbedingt aussetzen, und ich bin jetzt bei einer anderen Therapeutin. Diese behandelt mich einige Male und sagt mir dann: „Ich glaube nicht, dass Sie das haben.“

Gemeint ist das ISG-Syndrom, das mir 2014 diagnostiziert wurde – sowohl von den Ärzten aus der Fachklinik, in der ich die Kortisonspritze bekam, als auch von der niedergelassenen Orthopädin, die mir riet, mich möglichst nicht nach vorn zu beugen. Als die Therapeutin diesen Satz sagt, fehlen mir die Worte. Verwirrt fahre ich nach Hause, wo das Thema in mir kreist.

Eine Woche später vertiefen wir es, und die Therapeutin führt mit mir Tests durch, mit denen man ein ISG-Syndrom diagnostiziert. Das läuft reichlich anders ab als in den vorherigen Untersuchungen, in denen mir zwei Finger in den unteren Rücken gebohrt wurden, einmal im Liegen und einmal im Stehen, vornübergebeugt. Keiner der Tests, den die Therapeutin mit mir absolviert, ist positiv. Anders gesagt: Dort, wo es wehtun müsste, tut es nicht weh. Es ist kein Verschleiß, und ich habe mit meinen Übungen auch nichts Falsches getan. Tatsächlich ist das ISG-Syndrom eine Fehldiagnose! Der Ischiasnerv ist allerdings tatsächlich beteiligt.

Erst mal habe ich geweint. Warum hat das niemand erkannt? Wie wäre mein Leben seit 2014 verlaufen, wenn es die richtige Diagnose gegeben hätte? Hätte ich vielleicht gar keinen Rollstuhl gebraucht?

Hätte, wäre, würde – es ist völlig sinnlos, darüber nachzudenken. Es gilt, nach vorn zu schauen: Wenn die Symptomatik keine Ursache im Skelett hat, dann ist die Ursache muskulär. Wenn sie muskulär ist, kann man daran etwas machen – nämlich durch entsprechende Krankengymnastik. Damit fangen wir direkt in der nächsten Woche an. So startet mein Jahr 2018 mit der neuen Diagnose Piriformis-Syndrom, einem neuen Übungsprogramm sowie meinen alten Yoga-Übungen, die ich seit 2015 nicht mehr absolviert habe, weil ich ja dachte, ich hätte damit Schaden angerichtet. Sofort wird der obere

Rücken besser, weil ich eine bestimmte Yogaübung wieder im Programm habe. Mit Kniebeugen, bei denen ich mich an der Türklinke festhalte, soll die Lumbalmuskulatur des unteren Rückens gestärkt werden.
Aber der Ischiasnerv macht mir nach zwei Wochen einen Strich durch die Rechnung. Mit Tape und ganz niedrigschwelligem Intervall geht es weiter: Erst eine Kniebeuge, über den Tag verteilt immer wieder. Dann zwei. Nach einer Woche gehen schon sechs, ohne dass der Ischiasnerv sich meldet, dann acht. Dazu zweimal pro Woche Yoga und dreimal spazieren gehen. Einmal habe ich schon knapp vier Kilometer am Rollator geschafft, da ist noch Luft nach oben! Von meinen sechs Kilometern Schreibwanderung bin ich allerdings noch weit entfernt.
Mitte 2018 habe ich mich zu Trekkingstöcken vorgearbeitet und brauche den Rollator nicht mehr. Unverändert habe ich starke Schmerzen im Bein, kann aber trotzdem ungefähr zwei Kilometer gehen – mit mehreren Pausen. Nach der ersten längeren Wanderung am Rollator (April 2018) beginnt der linke Knöchel zu schmerzen. Die Bänder können die Belastung des Gehens nicht tragen. Ich experimentiere mit Bandagen, aber mein Schmerztherapeut rät mir, diese nicht bei Belastung, sondern nachts im Schlaf zu tragen, um den Körper bei der Regeneration zu unterstützen. Tatsächlich ist die Methode erfolgreich. Zusätzlich trainiere ich die Fuß- und Wadenmuskulatur. Immer öfter schaffe ich es, ohne die Stöcke zu gehen, immerhin einen bis eineinhalb Kilometer (Juli 2018). Es ist ein riesiges Glück, frei gehen zu können. Trotzdem ist das Ziel noch weit entfernt, es wird ein langer Weg – ich gehe, aber langsam!

Heute Morgen alles Schmerz
bis in die Zähne das Fasertoben
doch vor dem Fühlen
der Moment als die Amseln
mich singend weckten und
noch vor dem ersten Gedanken
war der Moment perfekt –
dann erst kam die Welle

(2015)

Kapitel 2
Wie lebt man damit?

Das werde ich immer wieder gefragt. Ganz einfach: von Tag zu Tag. Ich habe keine konkrete Vorstellung von „gesund sein“. Mein Navigationsbereich bewegt sich zwischen guten und schlechten Tagen. An guten Tagen ist der Schmerzpegel so niedrig, dass er mich nicht weiter stört. Ich bin an ihn gewöhnt und nehme ihn kaum wahr. An schlechten Tagen dominiert der Schmerzpegel mich und meine Beschäftigungen.

In guten Phasen unternehme ich so viel wie möglich und erlebe diese Zeit mit einem intensiven, dankbaren Bewusstsein. Wenn dann eine schlechte Phase kommt, kann ich sie besser annehmen und mich an die schönen Dinge erinnern, die ich in der guten Phase erlebte. Die Phasen verkürzen sich, die schlechten Phasen werden länger, und ich erhole mich von ihnen nicht mehr so schnell wie noch vor zehn Jahren. Aber ich erhole mich, und das ist die Hauptsache.

In schlechten Phasen ziehe ich mich zurück. Hadern und trauern muss sein, aber in Maßen. Ich sehe mir jetzt nur schöne Dinge an, gehe in die Natur, lese Bücher, die ich liebe und die mich innerlich aufrichten. Zweimal habe ich in schlechten Phasen ein Fernstudium begonnen und erfolgreich absolviert. Ich brauche Impulse von außen, die Arbeit, die Pflichten, um in der Disziplin zu bleiben, mich täglich aus meiner Ecke zu bewegen, agil zu bleiben, den Schmerzen entgegenzutreten.

Ich frage mich: Wie kann die Langsamkeit mir nützlich sein? Austausch ist mit meiner Familie, einigen Freunden und mit der Selbsthilfegruppe möglich.
Gerade in schlechten Phasen beschäftige ich mich mit dem Schreiben. Gedichte entstehen, die mir helfen, mit der Situation zurechtzukommen. Analog kann man auch malen oder musizieren, die Hauptsache ist, dass ein Ausdruck für das Erleben gefunden wird. Tagebuch zu schreiben ist eine sehr gute Hilfe, weil das Tagebuch keine Schonung verlangt und ich unzensiert alles aus mir herausschreiben kann, was mich bedrückt und bewegt. Natürlich auch, was mich freut!
An manchen Tagen steht mir die Erschöpfung bis zum Hals. Der Schmerz ist nicht mehr lokalisierbar, der ganze Körper scheint zu brennen. Kein harter Stoff, kein enger Bund ist am Leib, auf der Haut auszuhalten. Die Medikamente scheinen nicht zu wirken. Es ist zum Heulen, und manchmal hilft es zu heulen, es darf nur nicht in ein Versinken, Zerfließen vor Angst und Kummer umkippen. In früheren Jahren konnte ich diese Tage wegschlafen. Heute ist der Schlaf eine angenehme Bewusstlosigkeit, wie eine Pause, Unterbrechung, aber er hat nicht mehr diese heilende Kraft.
Ausbrechen wollen, irgendwie weg aus der eigenen Haut. Und eingeschlossen sein. Das muss ich aushalten.
Der Wunsch bleibt unerfüllbar. Warum dann nicht das Muss zur Methode machen? Nach den harten Stunden, in denen ich nach außen zu funktionieren habe – vor allem bei der Arbeit –, stelle ich Telefone und Klingel aus und verziehe mich ins Bett. Nehme alles dorthin mit, was ich um mich haben möchte, zu

lesen und zu schreiben, das Radio. Die Bettwärme mit dem Heizkissen tut gut, im Liegen entspannt sich die Muskulatur, ich schlafe ein bisschen. Im Trostbett kann ich weinen, mich fallenlassen.

An solchen Tagen nicht dagegen zu kämpfen, sondern die Schwäche anzunehmen und ernst zu nehmen, auch als Signal der Überforderung; zu schauen, wie ich fürsorglich damit umgehen kann, das war ein langer Weg.

Ich habe gelernt, dass es nicht nur klüger, sondern geradezu notwendig ist, manchmal nachzugeben. Daraus lässt sich auch Kraft schöpfen.

Es ist besser, einen Tag auszufallen als eine Woche auf halber Kraft zu laufen; besser, einen Tag lang der Erschöpfung nachzugeben und sich dann weniger zu quälen, als eine ganze Woche oder länger am Rand des Zusammenbruchs zu leben und zu arbeiten. Trotzdem bleiben die Schmerzen präsent.

Nach dem Trostbett-Tag haben sie sich wieder lokalisiert. Die Arbeitszeit muss noch kurz bleiben, sonst kippt es wieder um.

Zwei Stunden im Büro. Und vor allem: etwas Schönes ansehen, sich eine Freude machen, damit die Schwere nicht überhandnimmt. Als Lektorin und Autorin kann ich von zu Hause aus arbeiten.

Dort habe ich auch meine Volkshochschulkurse vor- und nachbereitet, die ich 2016 jedoch zunächst ganz aufgeben musste.

Ich konnte keine Arbeit mehr leisten, bei der ich zu bestimmten Zeiten an bestimmten Orten sein musste, weil jeder Tag anders war, mit mehr oder weniger Schmerzen.

Es kostete zu viel Kraft, an schlechten Tagen das Pensum zu absolvieren.

Mit Schmerzen leben und arbeiten – Protokoll einer Woche

Ich nehme morgens und abends jeweils 50 mg Tilidin und 10 mg Amitriptylin, außerdem abends eine Visanne (Hormontablette gegen Endometriose) und Ibuprofen nach Bedarf.

Es ist eine schlechte Phase. Letztes Jahr um diese Zeit badete ich im Meer, konnte durch den hohen Sand gehen. Daran ist jetzt nicht zu denken. Seit anderthalb Jahren kann ich das linke Bein kaum noch belasten, habe eine Schmerzachse vom linken Bein zur rechten Schulter, die vom Schreiben (auch mit der Hand) ständig gereizt ist. Die Schonhaltung, die ich unwillkürlich einnehme, sorgt für eine ungesunde Körperhaltung und verursacht noch mehr Dysbalancen. Die Schmerzen im linken Bein (Ischiasnerv) habe ich seit zwei Jahren. Von der Bauchspiegelung im Januar 2015 erhole ich mich nur langsam. Die lange Phase der Unbeweglichkeit hat mich um Jahre zurückgeworfen.

In der Schmerztherapie misst man den Schmerzpegel auf einer Skala von 0 (kein Schmerz) bis 10 (stärkster Schmerz). Darauf beziehen sich die Schmerzintensitätsangaben in der folgenden Dokumentation.

Sonntag

Meine Nacht war zu kurz, weil ich den Abend mit meinem Lektoratskollegen verbrachte und wir in unserer Freude über die Arbeit mit Literatur zu lange gelesen haben. Ich wache mit Schmerzpegel 8 auf, bleibe noch etwas liegen und verschleppe die Einnahmezeit für meine Morgentabletten um eine Viertelstunde, weil ich einfach nicht hochkomme. Die

Schmerzen sind im Kopf, in der Halswirbelsäule, im Rücken, im linken Bein. Ich putze mir die Zähne, setze Kaffee auf und nehme als erstes die Medikamente in der Hoffnung, dass ich in einer Dreiviertelstunde Linderung spüre. Frühstück im Cockpit, ich lese im Veranstaltungsheft für ein Stadtteilfest. Merke nichts von den Medikamenten, bin sehr erschöpft. Möchte am liebsten wieder zu Bett gehen. Stelle stattdessen die Waschmaschine an und erledige gemeinsam mit meinem Mann ein paar Hausarbeiten. Erschöpfung zeigt sich neuerdings in Kopfschmerzen und Übelkeit, manchmal zittern mir die Hände. Ich kann mich nicht auf den Beinen halten. Eine Trommel Wäsche aufzuhängen ist wie eine Turnübung. Mittagessen im Cockpit, das aktuelle Buch für meinen Lesekreis in der Volkshochschule mit ins Bett – ja, endlich wieder ins Bett zum Mittagsschlaf.

Nach einer Stunde Schlaf bin ich nicht unbedingt erholt. Mein Mann und ich gehen eine Runde und setzen uns auf einen Kaffee in ein Café an der Elbe. Luft und Bewegung tun mir gut. Den ISG-Gurt habe ich heute nicht so fest gebunden, daher schneidet er im Bauch nicht ein.

Der Gehschmerz ist deshalb zwar stärker, aber es ist trotzdem angenehmer. Wir gehen eine halbe Stunde. Als ich zu Hause bin, muss ich mich dringend wieder ins Cockpit setzen. Bis zum Abend geht es einigermaßen mit den Schmerzen, gegen halb elf ist der Pegel bei 6. Ich sehe noch die Elbszene vor mir, mit der tief hängenden Wolkendecke über Hafenkränen und freue mich darüber, dass das heute möglich war. Die Abendtabletten entspannen mich, der Schmerzpegel geht noch mal runter.

Montag
Obwohl ich gut geschlafen habe, wache ich zerschlagen auf. Habe mir die rechte Schulter verlegen, starke Schmerzen in der Halswirbelsäule. Frühstück im Cockpit, hoffentlich wirken die Tabletten schnell. Heute Morgen habe ich Akupunktur, dann zwei kurze Lektorate. Die Volkshochschulkurse am Mittwoch, Freitag und Samstag sind vorzubereiten. Es wird eine volle Woche, vor der ich mich etwas fürchte. In diesem Monat werde ich nicht mit zehn Ibuprofen-Tagen auskommen, was ich eigentlich soll, um den Magen zu schonen und keinen hohen Blutdruck zu riskieren.
Ich sage meinem Akupunkturarzt, dass ich nach der letzten Behandlung völlig erledigt war und mich kaum auf den Beinen halten konnte – aber die Schmerzen für einen Tag deutlich reduziert waren. Er verspricht mir, dass es dieses Mal anders sein wird. Eigentlich bekomme ich die Akupunktur gegen Endometriose, aber der Arzt versucht, gleichzeitig auch die Schmerzen zu lindern, vor allem im linken Bein. Das Ansetzen der Akupunkturnadeln ist heute teilweise schmerzhaft. Wenn sie aber erst in der Haut stecken, merke ich sie nicht mehr. Ich schließe die Augen und stelle mir vor, wie alle Schmerzen aus meinem Körper in die Nadeln fließen, dass die Nadeln mir das alles abnehmen. Nach dem Termin bin ich etwas wackelig, ich kann noch nicht so richtig anfangen zu arbeiten, aber immerhin zwei Telefonate erledigen.
Nach dem Essen schlafe ich anderthalb Stunden tief und fest. Danach bin ich nicht mehr so müde und schlapp. Die Tablettenkiste für die Woche ist noch zu packen, das habe ich gestern vergessen. Um vier

am Nachmittag gehe ich wieder hinunter ins Büro, der Schmerzpegel liegt jetzt bei vier, das ist fast optimal. Bis halb acht am Abend Schreibtischarbeit. Einen zu lektorierenden Text drucke ich mir für das Cockpit aus, um ihn entweder noch am späteren Abend oder gleich morgen früh, während ich auf die Wirkung der Morgentabletten warte, zu lesen. Ich sollte ein paar Übungen machen, aber ich freue mich so sehr über den niedrigen Schmerzpegel, dass ich nichts riskieren will und diesen Zustand nur genieße.

Dienstag
Heute etwas früher hoch, weil ich das Lektorat gestern nicht geschafft habe. Nun muss der erste Teil fertig werden, bevor ich zur Krankengymnastik fahre. Der Schmerzpegel liegt bei sechs, ich bin zwar nicht mehr müde, aber auch nicht fit. Der Tag mit meinem dreistündigen Krankengymnastiktermin, für den ich nach Wandsbek ans andere Ende der Stadt fahre, weil die Therapeutin hervorragend ist, und den Aufgaben, die heute im Büro zu tun sind, erscheint mir fast unbezwingbar. Ich ziehe eine Balance[5]-Karte: Schutz. Schützen muss ich mich, das ist auch mein Gefühl. Aber heute muss ich vor allem mehr von meiner Arbeit schaffen als gestern – morgen ist schon der erste Volkshochschulkurs in dieser Woche.
Im Radio wird durchgesagt, dass der Verkehr in der Innenstadt wegen einer Tunnelsperrung zusammengebrochen ist. Ich könnte mit S- und U-Bahn fahren, das ist aber mit Treppen verbunden und würde noch

[5] Bischoff, Alexandra: *Ich wünsche mir Gelassenheit. Ein Balancierkurs für die Seele,* Ellert & Richter Verlag: Ort, Jahr, damit zusammenhängend die Balance Karten.

länger dauern. Also sage ich den Termin ab und nehme mir vor, stattdessen zu Hause zu turnen. Aber zunächst sollen mich die Lektorate und Kursvorbereitungen bis zum Abend beschäftigen.

Vor dem Mittagessen gehe ich noch in die Bücherhalle und in den Supermarkt. Mit meinem gefüllten Rucksack und einer Tasche habe ich schon zu viel zu tragen, trotz des ISG-Gurtes werden die Schmerzen im linken Bein und in der rechten Schulter sehr stark. Ich schaffe es zwar nach Hause, komme aber kaum die Treppe in den ersten Stock hoch. Ich war eine Stunde unterwegs, es fühlt sich an wie drei Stunden. Und das nur, weil ich mal selbst einkaufen wollte, statt meinem Mann einen Zettel in die Hand zu drücken.

Mit dem Mittagsschlaf regeneriere ich mich ganz gut und arbeite den Nachmittag über mit einem Schmerzpegel um fünf herum. Gegen Abend steigt er, aber ich kann Feierabend machen.

Ich brauche viel Kaffee und habe keine guten Nerven. Eine Freundin ruft an und klagt mir ihr Leid über ein Thema, das wir schon öfter besprochen haben. Ich bin ungeduldig und bedauere das, möchte gern für sie da sein, fühle mich aber dazu nicht in der Lage. Eine andere Freundin hat heute Abend eine Lesung, die ich sehr gern besucht hätte – aber auf den Stühlen des Veranstaltungshauses kann ich nicht sitzen. Als ich letztes Mal dort war, setzte ich mich auf den Fußboden, aber an dem Tag hatte ich weniger Schmerzen und nicht am nächsten Morgen einen Volkshochschulkurs zu leiten. Abwägen: Die Lesung besuchen und morgen mit Schmerzen in den Schultern, Nacken, Kopf und Bein in die Volkshochschule fahren oder zu Hause bleiben und die Chance haben,

dass die Schmerzen sich morgen auf das Bein beschränken und ich nicht in der Volkshochschule auf dem Stuhl herumrutsche und von Schmerzen abgelenkt bin?
Bis ich Ende Zwanzig war, konnte ich gut mit „Ignorieren & Verdrängen“ über den Tag kommen. Aber diese Zeiten sind vorbei. Jetzt weiß ich manchmal kaum noch, was ich gemacht oder mit anderen besprochen habe, weil die Schmerzen vieles überblenden. Telefonvermerke sind sehr wichtig geworden, und ich muss sie sofort aufschreiben. Auch für unterwegs habe ich mein „Wanderbuch“ dabei, in das ich nicht nur Entwürfe von Gedichten, sondern auch alle Gedächtnisstützen schreibe. Dazu gibt es auf meinem Smartphone Apps mit To-do-Listen und eine Cloud mit Notizen.
Heute gewinnt beim Abwägen die Schonvariante. Ich bleibe zu Hause und schicke der Freundin liebe Gedanken. Vielleicht ist das der morgens gezogene Schutz: Dass ich heute nicht in Zeitdruck komme und keinen zusätzlichen Belastungen ausgesetzt bin.
Kaffeepause am Nachmittag mit meinem Mann im Garten, zwar nur mäßig warm, aber voll Vogelgesang und schönen Blumen, die meine Mutter liebevoll gepflanzt hat.
Mit meinen Turnübungen beginne ich, als die Wirkung der Abendtablette spürbar wird. Trotzdem kann ich das linke Bein im Liegen nicht seitlich heben, keine fünf Zentimeter, so scharf schießt der Schmerz hindurch. Nur eine von drei Varianten der für die Hüftmuskulatur so wichtigen Übung geht noch mit niedrigem Schmerzpegel. Nach den Übungen fühle ich mich nicht besser, das linke Bein ist etwas taub.

Mittwoch

Das linke Bein hat im Bett noch nachgeschmerzt. Trotzdem habe ich gut geschlafen und bin mit nur Schmerzpegel vier aufgewacht. Heute nehme ich eine 600er Tablette, damit ich den Kurs gut leiten und den Arbeitsweg zu Fuß und per Bus gut absolvieren kann. Die Sonne scheint! Ich sitze noch etwas auf einer Bank unter der Linde auf dem Hof der Volkshochschule. Einige meiner Teilnehmerinnen kommen hinzu, und wir lassen uns bescheinen. Meine Taschen sind wie immer zu schwer. Ein paar Dinge zu tragen reicht, um mich total zu erschöpfen. Nach dem Essen Schlaf, komme auch danach nicht an die Arbeit. Sage den Kaffee mit einem Freund, geplant für morgen, ab, weil ich Zeit für die Kursvorbereitung brauche. Sage auch per Mail meine Teilnahme an einer neuen Literaturgruppe ab, da ich derzeit keine Abendtermine wahrnehmen kann. Glücklicherweise habe ich den Flyer fertig, der HMS/EDS und meine Situation erklärt, auch Fragen an Betroffene enthält, als Recherchemaßnahme für das Buch. Den schicke ich der Gruppenleiterin des Selbsthilfevereins und bin sehr erleichtert, nun eine Art Standard-Erklärung zu haben. Ich werde den Flyer bald ständig mit mir herumtragen. Er befreit mich davon, mich ständig erklären zu müssen.

Die Freunde, die von meinem aktuellen schlechten Zustand wissen, schicken liebe SMS und Mails. Eine neue Freundin ist etwas schockiert über die im Flyer zusammengefasste Krankheitsgeschichte. Es ist glücklicherweise immer noch so, dass man mir die Schmerzsituation und Erschöpfung wenig anmerkt, ich nicht so sehr danach aussehe. Ich komme jetzt mit dem ISG-Gurt besser zurecht und habe keine

Hemmungen mehr, ihn einfach im Kursraum ab- und nach dem Kurs wieder anzulegen. Habe einen angenehmen Spannungsgrad gefunden, der mich nicht abschnürt.
Meine Lektorate habe ich geschafft. Der Verlag, mit dem ich in Kontakt stehe, möchte die angebotene Rezension eines Buches, obwohl es schon zwanzig Rezensionen im Internet gibt. Gemeinsam mit meinem Lektoratspartner entdecke ich Hubert Fichte, von dem ich noch nichts gelesen habe. Mein Kopf und meine Hände funktionieren!
Wenn ich noch mehr humpeln sollte, mache ich es wie Frida Kahlo und trage nur noch lange Röcke. Der Leinenrock heute war schon ganz gut, nur der Gurt verrutscht schneller. Aber meine Beine konnte keiner sehen.

Donnerstag
Endlich greift das Schonprogramm – heute bin ich von allein vor dem Weckerklingeln aufgewacht und fühle mich frisch, ausgeruht, habe Lust auf den Tag und meine Arbeit. Der Schmerzpegel liegt bei drei, das ist optimal. Ich kann wieder klar denken. Die diffusen Beklemmungen und die Niedergeschlagenheit sind verflogen. Ich verbringe einen guten Vormittag mit der Kursvorbereitung. Japanische Dichtung und all die schönen Bücher dafür auflisten, das heißt auch, sie alle vor mir liegen zu haben. Heute kommt mir die Idee, sie auch in den Bücherregalen so zusammenzustellen. Habe einer Freundin noch immer nicht zum Geburtstag gratuliert, weil ich die Frage fürchte, wie es mir geht.
Auf meine letzte Antwort auf so eine Frage hat ein anderer Freund gar nicht mehr reagiert, obwohl er

schrieb, dass er sich Sorgen machte. Ich bin so dämlich und schreibe ihm die Wahrheit, obwohl ich weiß, dass er damit nicht klarkommt. Es ist eine Trotzreaktion auf die Frage, vielleicht auch die Hoffnung, dass sich etwas geändert hat. Hat sich aber nichts geändert. Warum denke ich so lange darüber nach? Einige Freundschaften sind kaputtgegangen, als herauskam, dass ich chronisch krank bin. Obwohl ich das oft genug erlebt habe, ist es immer wieder traurig.

Einkaufen wieder zu schwer. Ich sehe in den Regalen, was ich gern hätte, und kann wegen des Gewichts nur ein Bruchteil mitnehmen. Gerade hat keiner Zeit, mit mir einkaufen zu gehen. Wäre ich allein, ließe ich mir alles liefern. Aber ich müsste mich, da ich ja nicht allein bin – was ja ein Segen ist! – dafür erklären. Du hättest mir doch einen Einkaufszettel schreiben können! Dann bekäme ich die Dinge morgen oder übermorgen, aber ich habe jetzt keine Milch mehr. Also abwägen: einen ganzen oder einen halben Liter Milch? Joghurt, Brot … am Ende ist es doch wieder zu schwer, kurzfristig schnellt der Schmerzpegel in die Höhe, ich bin nassgeschwitzt. Und erhole mich glücklicherweise schnell wieder. Gehe zum Nagelstudio und lasse mir die Nägel auffüllen.

Dann ruft eine Freundin an. Ab jetzt verschiebt sich alles nach hinten. Auch mein Abendtermin ist eine gute halbe Stunde zu spät, und ich bin nicht, wie ich es geplant hatte, um halb zwölf im Bett. Die Menschen, die nicht – wie ich – morgens zu einer bestimmten Zeit aufstehen müssen, weil sie keine Tabletten nach Zeitplan einzunehmen haben, können ausschlafen, während meine Nacht zu kurz ist. Aber sie haben nicht die Verantwortung für mich, und ich bin eben nicht immer diszipliniert … Mein Mann brät sich noch ein Nachtessen, und ich reagiere heute sehr empfindlich auf Geräusche. Bis ich zur Ruhe komme, ist es nach ein Uhr, und meine Nacht wird nur noch sechs Stunden haben.

Freitag
Rätselhaft, warum ich heute Morgen so starke Schmerzen habe, bis in den Kopf. Und im Knie! Wo kommt das jetzt her? Kann es schon zu viel sein, dass einfach jemand da ist? Zuhören, reden, aufmerksam sein? Aber das alles doch sehr gern! Ob ein Besuch die Lage verschlechtert oder verbessert, kann ich vorher nicht wissen, also ist es auch müßig, darüber nachzudenken.
Jetzt erst mal eine heiße Dusche. Ich nehme wieder den Wanderstock als Gehhilfe, und die Leute schauen sich gern die Stocknägel aus den verschiedenen Orten an. Aber in die Volkshochschule gehe ich noch ohne. Komme dort an und fahre auf der Suche nach dem Kursleiterzimmer mit dem langsamen Fahrstuhl in den fünften Stock. In diesem Gebäude war ich noch nicht. Im fünften Stock werde ich nicht fündig. Eine Kollegin kommt vorbei, die mir sagt, dass das Zimmer sich im dritten Stock befindet.
„Okay, dann fahre ich wieder runter“, sage ich und bedanke mich.
„GEHEN, nicht fahren!“, erwidert sie.
Ich bin konsterniert, und die Rechtfertigungsmaschinerie in meinem Kopf springt augenblicklich an. Während ich ihr meine Gehbehinderung erkläre, ärgere ich mich schon darüber, dass ich es tue. Ich weiß nicht, ob ich wütender auf sie oder auf mich selbst bin.

„Oh, das habe ich nicht gesehen", sagt sie entschuldigend. Nicht gesehen? Gilt denn nur, was man sieht? Warum fühlt sie sich überhaupt aufgefordert, mich in dieser Weise anzuquatschen?
Kurz darauf spürt sie mich auf dem Flur vor meinem Kursraum auf und entschuldigt sich. Sie ist jetzt wirklich zerknirscht. Wir sprechen kurz miteinander, und sie erklärt mir, dass sie mich vor dem langsamen Fahrstuhl bewahren wollte, denn man sei schneller auf der Treppe. Ich sage ihr, dass die von der Volkshochschule so hoch gehängte Inklusion noch lange nicht in den Köpfen angekommen ist. Sie guckt mich groß an. Beginnt Inklusion nicht damit, dass alle Beteiligten den Kursraum erreichen können?
Mit Ibuprofen und Gurt geht es heute gut. Schmerzpegel sechs beim Gehen. Auszuhalten, aber angespannt. Meine Teilnehmer sagen, ich sei weiß wie die Wand. Ich ziehe mir eine Cola aus dem Automaten.
Heute schaffe ich es, bei der Klinik anzurufen. Dafür habe ich zwei Wochen inneren Anlauf nehmen müssen. Aber heute erreiche ich noch niemanden.
Meine Haut wird immer trockener, obwohl ich viel trinke. Es wird das Tilidin sein. Um Kinn und Mund und auf der Stirn spannt die Haut. Ich nehme zur Nacht manchmal eine Neurodermitis-Creme, die ziemlich fett ist. Um das Kinn herum zieht sie in Minutenschnelle ein. Meine Körperhaut sieht vertrocknet und faltig aus, obwohl ich mich am Morgen eingecremt habe.
Auch der Haarausfall wird stärker. Zeit, wieder Kieselsäure einzunehmen. Manchmal komme ich mir vor wie eine Reformhausfiliale: Kieselsäure für Bindegewebe, Haut und Haare, Vitamine und Mineralstoffe und das ayurvedische Tri-Clean gegen opiatbedingte

Verstopfung. Eine wunderbare Entdeckung ist die Heilerde-Pflege (s. Anhang).

Samstag
Große Freude auf den heutigen Kurs: Japanische Dichtung! Ich habe mir einen Einkaufsroller mit dem Kursmaterial gepackt und ein Taxi für die Hinfahrt bestellt. Heute Abend werde ich fix und fertig sein – so what! Im Moment geht es mir gut, Schmerzpegel vier beim Aufstehen, heute eine 600er Tablette, wenn nötig auch zwei. Fahre um halb zehn mit dem Taxi zur Volkshochschule und meine Freundin, die auch am Kurs teilnimmt, hat schon angeboten, mich am Nachmittag nach Hause zu fahren. Der Parkplatz der Volkshochschule ist frei, was ich gar nicht kenne, denn in der Woche platzt er aus allen Nähten. Ich hätte also mit dem Auto kommen können, das merke ich mir für das nächste Mal. Es wird ein wundervoller Kurstag. Es fehlt mir doch, diese kreativen Schreibkurse am Wochenende zu leiten. Ich habe es nach langen Jahren an diversen Instituten in fünf Bundesländern aufgegeben, Wochenendkurse zu geben, weil ich das einfach nicht mehr durchhalte. Heute habe ich sogar ein bisschen mitgeschrieben.
Meine Freundin, die mich nach Hause fährt, trinkt noch einen Tee mit mir. Jetzt falle ich zusammen, aber ich bin mit 600 mg Ibuprofen ausgekommen. Ich streiche meine Abendplanung, wollte zu einer Kunstvorführung eines Kollegen, bin aber zu müde und habe zu starke Schmerzen. Das verdrießt mich nach diesem schönen Tag nicht so sehr. Ich hänge dem Gedanken nach, dass ich die Kurse vermisse. Sofort beginnt es in meinem Kopf zu rattern. Zwei

weitere Termine wollen die Kursteilnehmerinnen mit mir planen. Die Zeitspanne von zehn bis sechzehn Uhr ist möglich für mich, wenn ich am nächsten Tag frei habe. Vielleicht gelingt es, dieses Kursformat einmal im Vierteljahr zu etablieren.

Standort

Noch einmal beginnen den Weg
am Fluss entlang zurück
bis zur Quelle

eine Pilgerreise durch das Gestern
nur um wieder anzukommen
im Hier & Jetzt

im Vorbeigehen die Wesen sehen
die ich mal war
phasenweise

sehe ich mich stehen und weinen
fluchen oder noch gar keine Sprache haben
oder keine mehr

dann will ich mich bergen in meinem
Schatten des Überwundenen, des Heute
und versöhnen

dieses ganze Aushalten und Erdulden
diese überbordende Fassungslosigkeit
das Verstummen

unter die Seelenvogelflügel legen
während weiterzieht mit mir baumweise
der kluge Rabe

dieser allwissende Weisevogel trägt
all den Schmerz in sich, mein
Schmerzleben

und beschattet kühl meine Augen
hält tiefschwarz meinen Blick
wir schweigen

ziehen weiter den Fluss entlang
manchmal fliegt er auf
schüttelt sich

dann sinkt eine Feder zu Boden
von schillerndem Schwarz liegt sie
am Ufersaum

und das Kind, das ich war
vergisst im Staunen über deren Schönheit
alle Fragen

pilgern also, das Erleben erneuern
um anzukommen im Jetzt & Hier
und zu geben

was ich gelernt habe und was der Vogel
aus dem Baum heiser mir erzählt
flüsternd in den Abend

(2014)

Kapitel 3
Mit Einschränkungen leben oder
Die Geschenke zählen

Müdigkeit, das Gefühl der Überforderung durch die alltäglichen Aufgaben und Impulse. Nicht mehr kommunizieren wollen, nichts hören, sich nicht mitteilen müssen. Grundsätzliches Gefühl der Schwere. Um dem auf den Grund zu gehen, nachzuspüren, muss ich erst die Schmerzen wahrnehmen. Dafür habe ich innezuhalten, die Beschäftigung zu unterbrechen, mich ganz zu konzentrieren auf mein Inneres. Die Beschäftigung aber lenkt ab von den Schmerzen, so gut, dass irgendwann ein Funktionieren einsetzt, das die Gefühlswelt ganz runterfährt. Wenn dieser Mechanismus außer Kontrolle gerät, kann es zum Zusammenbruch führen, weil ich die Schmerzen nicht mehr wahrnehme.

Wie ich das nur aushalte, werde ich nicht selten gefragt. Ich glaube, es ist viel schlimmer, wenn ein gesunder Mensch plötzlich eine Krankheit bekommt. Denn er weiß, wie es vorher war, er weiß, wie er in gesundem Zustand war, und was er alles tun konnte. Ich habe keine Vorstellung von „gesund“. Mein Leben spielt in einem Navigationsbereich von guten und schlechten Phasen oder Tagen, ich habe keinen Vergleich, keine unbeschwerte und schmerzfreie Zeit, nach der ich mich sehnen könnte. Ich erinnere mich noch gut an die Starre im Gips und den unangenehmen Plastikgeruch der Spreizhose, auch an die stete Unsicherheit und Angst, die fehlende Balance in meiner Kindheit durch die seit meinem achten

Lebensjahr mit Schmerzen belasteten Tage. Und auch heute noch bin ich immer dabei, Wege zu finden, um mein Leben und die Krankheit zu organisieren. Das gehört für mich dazu, es ist der Normalzustand. Seit mein Schmerztherapeut mir 2008 bei einem unserer ersten Termine sagte, dass ich keine Heilung erwarten dürfe, aber Wege und Methoden, die Schmerzen unter Kontrolle zu halten, warte und hoffe ich nicht mehr auf irrationale Heilversprechen, die mir vorher hin und wieder gemacht wurden.

Ich hatte schon als Kind einen Blick für Details und konnte mich an Schönem erfreuen. Kroch ein Regenwurm auf dem Gehweg, nahm ich ihn hoch und setzte ihn in den Sand. Auf meinem Heimweg von der Schule war eine große Mauer, an der ich entlangging. Andere Kinder, die vor mir gingen, zerschlugen die Schnecken, die daran klebten. Ich weinte über die Zerstörung der schönen Schneckenhäuser und um die Schneckenleben und empfand blinde Wut für diese grausamen Kinder. Es war mir schon zuwider, Blumen die Blütenblätter auszureißen, um irgendwelche Abzählspiele damit zu spielen. Ich sah mir die Blumen lieber an, betrachtete das Gras und die Form von Löwenzahnblättern. Wenn mein Großvater Rasen mähte und die Gänseblümchen dadurch ihr Ende fanden, konnte ich meine Tränen kaum zurückhalten. Manchmal ging ich in den Schulwald und blieb einfach stehen, schloss die Augen, atmete den Waldduft ein und hörte auf die Geräusche, das Rauschen des Windes in den Kronen, die Töne der Vögel. Was für ein Geschenk, das erleben zu dürfen! Bis heute gibt mir die Natur, geben mir Wald, das Meer, Blumen und Tiere Trost und Zuversicht.

Am wichtigsten sind Schönheit und kleine Freuden,

egal wie schlecht es mir geht. In der Nähe unserer Wohnung war in meiner Kindheit ein Blumenladen, und manchmal ging ich hin, um für meine Mutter ein kleines Tier aus Ton zu kaufen, das auch ich sehr leiden mochte und jeden Tag ansehen konnte. So gab es jeden Tag eine kleine Freude, und so gibt es sie bis heute, wenn ich mir eine Gerbera in die Vase stelle oder im Herbst Kastanien sammle und in meinen Taschen trage.

Wenn man eingeschränkt ist, liegt es sicher nahe, immer das zu sehen, was nicht geht. Viel besser ist es aber zu sehen, was geht und dafür dankbar zu sein. Und nicht gleich zu resignieren, wenn etwas nicht mehr möglich zu sein scheint, sondern konstruktiv zu überlegen, wie man es dennoch ermöglichen kann. Dabei können die Mitmenschen helfen, die meistens froh sind, wenn sie mit ganz praktischen Ideen zum Wohlergehen beitragen können. Auch meine Krankengymnastin hat viele konstruktive Ideen und Lösungen für Probleme, die mir manchmal unüberwindbar erscheinen. Wir sollten uns nicht scheuen, Fragen zu stellen und uns helfen zu lassen. Gleichzeitig so selbstständig bleiben wie möglich. Meine Verfassung ist in einem ständigen Wandel. Mal sind hier Schmerzen, mal dort. Während ich dieses Buch schreibe, habe ich Probleme im rechten Schultergelenk, aus Überanstrengung durch das Schreiben mit der Hand. So teile ich mir die Schreibphasen in kleinere Zeitfenster ein, erledige ein paar Hausarbeiten zwischendurch und mache Entspannungsübungen für die Schulter, die mir meine Krankengymnastin gezeigt hat. Es ist natürlich die größtmögliche Katastrophe für eine Autorin, möglicherweise nicht mehr schreiben zu können oder sich auch nur zu begrenzen und nicht einfach ins Schreiben versinken zu können, sondern zwischendurch aufzuhören und Übungen zu machen. Das kann ich beklagen. Andererseits schreibe ich ja, also werde ich mich mit den Problemen arrangieren. Ich könnte auch auf ein Spracherkennungsprogramm zurückgreifen, wobei das natürlich den kreativen und kognitiven Schreibprozess nicht ersetzen würde. Am Computer habe ich die Maus durch eine Trackball-Maus ersetzt und auf die linke Hand umgeschult, weil meine rechte Schulter zu starke Schmerzen entwickelte. Vieles geht, wenn man positiv an die Dinge herangeht und zuversichtlich ist, dass es schon eine Lösung geben wird. Meiner Erfahrung nach ist nichts schlimmer, als sich in Hader, Wut und Trauer zu verstricken. Das heißt nicht, dass man nicht auch mal trauern muss, wütend sein darf. Es sollte aber nicht das Hauptgefühl sein, sondern die Akzeptanz, die Nachsicht mit sich selbst und die Offenheit, Bestehendes in Frage zu stellen und Lösungen zu finden für die konkreten Probleme, die Einschränkung bedeuten. Wir sollten daran denken, dass es immer noch schlimmere Schicksale gibt als das eigene, obwohl jedes für sich selbst vermutlich als das Schlimmste empfunden wird. Es ist eine Sache der Betrachtungsweise, ob das Glas halb voll oder halb leer ist. Und wir haben in Deutschland das große Glück, eine fortschrittliche und umfassende medizinische Versorgung zu genießen, wovon Menschen in anderen Teilen der Welt nicht einmal träumen können.

Mein Potenzial liegt nicht in meinen körperlichen Fähigkeiten. Im Gegenteil, meinem unberechenbaren Körper ist nicht zu trauen. Was heute geht, kann morgen vorbei sein. Mein Potenzial liegt in meinen geistigen, intellektuellen Fähigkeiten. Aber ist das nur in meiner Krankheit begründet? Hat nicht jede und jeder sein besonderes Potenzial? Nur weil jemand gesund ist, muss es nicht bedeuten, dass wir es mit einer Sportskanone zu tun haben. Und wer in einem gesunden Körper lebt, hat vielleicht psychische Probleme. Es ist ein großer Irrtum zu glauben, dass es allen anderen besser geht als einem selbst. Ich treffe oft Menschen, die mir ihre Probleme oder Handicaps anvertrauen, wenn sie mich, die so gesund aussieht, am Rollator gehen sehen. Dann zeigt sich, welches Päckchen jede und jeder einzelne zu tragen hat.

Mein Vorteil ist eindeutig meine Disziplin. Ich bin gut darin, mich zu organisieren und zu strukturieren. Es gelingt mir auch, mich dazu zu motivieren, regelmäßig meine Turnübungen zu machen. Allerdings hat das einen einfachen Grund: Mache ich die Übungen nicht, verstärken sich die Schmerzen. Sofort und unmittelbar. Anders gesagt, kann ich die Schmerzsituation maßgeblich mit meiner Lebensweise beeinflussen. Ein geregelter Tagesablauf, ausreichend Schlaf und moderate Bewegung helfen schon ein ganzes Stück weiter. Das heißt nicht, dass ich nicht mal bis in die Nacht aufbleibe oder die Übungen einige Tage auslasse.

Es heißt aber, in der Regel in der Struktur zu bleiben und nur ausnahmsweise davon abzuweichen. Und sich damit selbst zu stabilisieren.

Wenn mein Potenzial also in meinen geistigen und intellektuellen Fähigkeiten liegt, dann ist es folgerichtig, diese zu schulen und auszubauen. Ich habe berufsbegleitend belletristisches Schreiben, lyrisches Schreiben, Journalismus und die Handhabung des

Office-Programms an Fernuniversitäten studiert. Da ich einiges davon für meinen Beruf brauche, habe ich auch Förderungen dafür bekommen und konnte zwei Studiengänge zum halben Preis absolvieren. Durch diese Fortbildungen habe ich mein Spektrum als Autorin und Journalistin, aber auch als Lektorin erweitert. Das wiederum hat mir geholfen, immer mehr im heimischen Büro zu arbeiten und die anstrengenden Termine außer Haus zu reduzieren. Natürlich war die Krankheit der Grund, dass ich nach 14 Jahren in der Erwachsenenbildung meine Volkshochschulkurse aufgab. Aber welcher Berufstätige in unserer Zeit arbeitet denn noch von der Lehre bis zur Rente in seinem Lehrberuf? Bei mir war der Wandel anders motiviert als bei einem Angestellten, der in seinem Beruf nicht mehr weiterkommt oder dem betriebsbedingt gekündigt wird. Das Ergebnis ist aber das gleiche: Flexibilität ist gefordert, wir lernen unser Leben lang und stellen uns neuen Herausforderungen. Bei mir ist eine dieser Herausforderungen die Krankheit – aber nur eine von mehreren!

Flexibilität ist etwas, das mich die Krankheit gelehrt hat. Sie hat mich auch gelehrt, im Jetzt zu leben, den Moment zu genießen und möglichst alles, was ich machen möchte, sofort zu machen und nicht aufzuschieben. Denn ich habe oft genug erlebt, dass „später" eine Phase stärkster Schmerzen kam und ich mich mühsam wieder aufrappeln musste. In solchen Phasen ist an Konzertbesuche, Elbspaziergänge und Reisen nicht zu denken. Wenn ich aber in guten Phasen genieße, was ich gern tue und was mir wichtig ist, dann kann ich mich in schlechten Phasen daran erinnern. Und die Erinnerungen tragen mich durch diese Phasen. Als ich 2016 noch 300 Meter gehen konnte, dachte ich, dass ich nie wieder die drei Kilometer bis ans Elbufer schaffen würde. In der Zeit habe ich mir die vielen Fotos angesehen, die ich zuvor auf meinen Schreibwanderungen gemacht hatte. Irgendwie wollte ich es schaffen, das wieder live zu sehen. Darauf habe ich mich ausgerichtet, das habe ich mir zum Ziel gesetzt.

Zunächst war es nur mit Hilfe möglich – jemand musste meinen Rollstuhl schieben, das hat meistens mein Mann getan. Als ich den Rollator bekam, war ich vom Elbufer noch ganz weit entfernt. Durch kontinuierliches Training habe ich es immer ein Stück weiter geschafft. Im Februar 2018 bin ich zum ersten Mal seit drei Jahren wieder allein runter ans Elbufer gegangen – und anschließend den Elbberg wieder hinauf. Es sind gut vier Kilometer, und das Gehen tat mir sehr gut. Mein Ziel ist es, die Elbwanderung bis nach Teufelsbrück zu schaffen, das sind von meiner Haustür aus sechs Kilometer. Ich weiß nicht, wann ich soweit sein werde – aber, dass ich es schaffe, das weiß ich.

Der Pharma-Zoo

Das Volta-Reh floh in den Wald
und Tili dient mir nur noch halb
auch Lisi hext nicht mehr
das Blut druckst so herum
hat wieder nix geschrieben
Ibu prooft die Herzfrequenz
und mir ist nichts geblieben
als du, der meinen Rücken krümmt

zur Strafe kriegst du von mir Strom
schlagartig prügelst du zurück
zusammen hält mich nur ein Stück
Tape, hellblau und chrom

(2014)

Kapitel 4
Zwischen Kopf und Körper

Meine Morgengedanken: Ein neuer Tag. Die Schmerzen scheinen etwas gedimmt. Du brauchst Geduld, wenn du immer Schmerzen hast. Geduld mit dir selbst, weil alles langsamer geht und länger dauert. Geduld mit anderen, wenn sie nicht verstehen. Geduld mit dir selbst, mit deinem Körper, der anders will als dein Kopf. Der Körper wirft alle Planungen um, du kannst nicht rausgehen oder nicht so lange, kannst nicht unternehmen, was du vorhattest. Konzertkarten verfallen, und schon die Planung solcher Dinge macht dir Kopfzerbrechen. In den meisten Veranstaltungshäusern kannst du auf dem Mobiliar nicht sitzen. Wenn Freunde zum „Angrillen“ oder draußen feiern einladen, weißt du schon, dass es dir zu kalt wird, du frieren wirst, dich verspannst, was Schmerzen auslöst. Geduld mit Freunden, die das immer wieder vergessen, denen du es immer wieder neu erklären musst, die dann wieder enttäuscht sind. Geduld mit dir selbst, wenn du des Erklärens müde bist. Den Graben aushalten, der sich zwischen dir und anderen Menschen auftut. Geduld mit dir selbst, wenn du wieder aller Dinge überdrüssig bist und den totalen Rückzug willst. Geduld mit anderen, wenn sie mit ihren Problemen zu dir kommen, die für dich keine sind. Diese Menschen gehen ohne Schmerzen und Medikamente durch den Tag und sind trotzdem verzweifelt und haben Sorgen.
Mein Kopf will tausend Dinge, aber mein Körper kann nicht mitziehen. Diese Diskrepanz ist schwer

auszuhalten und fordert mich immer wieder neu. Eine Weile komme ich mit Medikamenten und einer Portion Ignorieren weiter, aber irgendwann kommt immer der Punkt, an dem körperlich gar nichts mehr geht. Dann muss ich die Energie umleiten, ins Schreiben oder Zeichnen oder ins Lesen, in Recherche für ein Projekt. Schon als Kind habe ich das entwickelt, ich war eine Leseratte und konnte mich stundenlang mit Büchern verkriechen. Später, als das Schreiben dazu kam und ich ein bisschen begonnen habe zu zeichnen, hatte ich schon drei Fluchtpunkte. Darauf bin ich immer vorbereitet. Es gibt einen Fundus an Gedichten, Kurzgeschichten und Artikeln, die zu bearbeiten sind. Es gibt Texte, die geschrieben werden wollen, Bücher, die gelesen werden möchten. Nach den ersten harten Tagen, in denen ich hadere und Probleme mit dem Loslassen meines aktiven Lebens bewältigen muss, komme ich in die ruhige Phase des Schreibens und Lesens. Jetzt findet mein Leben im Cockpit statt. Ich habe meinen Sessel, meinen Laptop, Bücher und Zeitschriften, meine Kanne grünen Tee mit Ingwer. So oft wie möglich verlasse ich das Haus, um an die Luft zu kommen. Auch meine Yoga- und Gymnastikübungen absolviere ich, wenn es irgendwie geht, wenn auch in reduzierter Weise. Ansonsten kann ich nur abwarten, bis sich die Erschöpfung legt und die Schmerzen weniger werden. Ich nehme auch meine Arbeit, die Lektorate, mit ins Cockpit und verbringe so wenig Zeit wie möglich an meinem Schreibtisch. Nur Termine bei Kunden oder literarische Anlässe muss ich unter Ibuprofeneinsatz wahrnehmen. Das fällt mir in diesen Phasen sehr schwer. Ich muss dann sehr früh los, weil ich nur langsam gehen kann.

Der Weg mit dem Bus, die Menschen, die mich versehentlich anrempeln, die Ruckelei und abruptes Bremsen schießen mir in den Körper. Wenn möglich, nehme ich das Auto; aber es bringt nichts, wenn ich nicht nah am Terminort parken kann. Vor Ort bin ich komplett auf Kommunikation und Aufmerksamkeit eingestellt, höre zu, bin im Gespräch. Währenddessen merke ich die Anstrengung nicht so sehr, aber anschließend falle ich meist zusammen wie eine Primel ohne Wasser. Manchmal bin ich auf dem Heimweg so erschöpft, dass ich es gerade so eben bis nach Hause schaffe. Das wird dann ein Abend vor dem Fernseher, denn nun bin ich nicht einmal mehr fähig zu lesen.

Auch ein Treffen mit Freunden ist meistens eine Herausforderung. Die beliebten Grillfeste, bei denen alles draußen stattfindet, sind für mich meistens schwierig, weil es keine guten Sitzmöbel gibt und weil ich schnell friere. Beim Frieren verkrampfe ich mich und verursache damit Schmerzen. Wenn ich irgendwo lange stehen soll, kann ich dort nicht bleiben, wenn ich auf dem Mobiliar nicht sitzen kann, wird es eine Qual, und der als entspannte Nachmittag geplante Anlass wird ein Schmerzmarathon für mich. Freunde, die damit umgehen können, versorgen mich mit Wolldecken und adäquaten Sitzmöbeln. Aber es gibt auch Anlässe, bei denen ich das Kranksein gar nicht thematisieren möchte, zum Beispiel bei fremden Menschen. Dann gilt es, höflichkeitshalber zu erscheinen und die Dauer des Besuchs möglichst kurz zu halten. In schlechten Phasen versuche ich, solche Treffen zu umgehen und lade meine Freunde kurzerhand zu mir ein.

Was ich nahezu täglich, wenigstens mehrmals die

Woche schaffe und wozu ich mich auch diszipliniere, ist das Schreiben meines Tagebuchs. Ganz altmodisch, mit der Hand. Wenn ich das nicht tue, verliere ich mich. Es gibt viele gute Gründe, ein Tagebuch zu führen, und ich kann jeder und jedem empfehlen, es einmal auszuprobieren. Im Tagebuch kann ich unzensiert und ohne jede Rücksicht alles notieren, was mir durch den Kopf und durch das Herz geht. Es ist ein Prozess, der für mich vieles klärt. Das schriftliche Auseinandersetzen mit Fragen, Ängsten, Problemen kann die Schwierigkeiten übersichtlicher machen und helfen, Dinge zu bewältigen. In schweren Phasen sollte man die Schreibzeit unbedingt begrenzen, auf eine Viertelstunde, und dann etwas anderes machen, um sich nicht in ein Psychodrama hineinzusteigern. Das Tagebuch ist auch eine Chronik, ich kann später nachschlagen, was wann war und wie ich mich gefühlt habe. Denn Schmerzen machen vergesslich. Der Körper arbeitet auf Hochtouren, um die alltäglichen Anforderungen zu bestehen. Da geht manches unter. Ich weiß oftmals nicht mehr, was wann genau passierte, sodass ich froh bin, es im Tagebuch wiederzufinden.

Auch für dieses Buch kann ich im Tagebuch nachlesen, wie es genau war damals in der Zeit des Burnout-Syndroms oder in einer anderen Phase. Als Teenager, mit dreizehn, habe ich angefangen, Tagebuch zu schreiben. Auch wenn es mal Unterbrechungen gab, habe ich im Großen und Ganzen einen recht guten Fundus, sowohl von Tagebuchaufzeichnungen als auch von Gedichten. Das Schreiben mit der Hand ist eine Tätigkeit, die einen meditativen Effekt haben kann.

Ich komme im Schreiben und Reflektieren zur Ruhe.

Es ist nicht erforderlich, dass das Tagebuch eine literarische oder erzählerische Qualität hat. Die Form ist völlig frei und unzensiert. Somit ist das Schreiben eine mentale Stärkung für mich, die mir auch hilft, Frieden mit der jeweiligen Situation zu finden.

Im Schreiben bin ich allein. Ich ziehe mich in eine Ecke zurück, in der ich nicht gestört werde. Das hat den Nebeneffekt der Ruhe. Niemand spricht mich an, ich muss weder zuhören noch reden. Es ist für mich ein sehr wichtiger Faktor, auch mal allein sein zu können.
Bevor der Ischiasschmerz so stark wurde, unternahm ich manchmal eine Schreibwanderung. Zur Vorbereitung nahm ich als erstes ein Ibuprofen, packte mir einen kleinen Imbiss in den Rucksack und eine 0,5 l-Flasche stilles Wasser. Dann legte ich den ISG-Gurt an und ging langsam los. Auf vielen Bänken musste ich rasten und warten, dass die Schmerzen auf ein erträgliches Maß kommen. Die Wartezeit nutzte ich, indem ich schrieb, zeichnete oder beobachtete, was um mich herum passierte, wie sich die Jahreszeiten in der Natur widerspiegelten, Menschen an mir vorbeigingen und vielleicht einen kleinen Hund dabeihatten. Es war eine sehr meditative Art des Unterwegsseins, die mich zur Ruhe brachte. Wieder zu Hause rieb ich meine Beine oder auch den ganzen Körper mit Arnika-Öl oder Latschenkiefertinktur ein und legte mich sofort ins Bett. Meistens schlief ich sehr tief ein und wachte nach einer bis anderthalb Stunden wieder auf. Den Rest des Tages war Schonprogramm im Cockpit angesagt.
Sobald die Schmerzen weniger werden, fange ich moderat mit Übungen an. Isometrische Übungen,

die ich auch im Bett absolvieren kann, sind die ersten. Weiter geht es mit meinem Krankengymnastikprogramm. Vielleicht starte ich mit nur einer oder zwei Wiederholungen, wo es eigentlich zehn sein sollten. Wichtig ist, überhaupt anzufangen. Auch eine kleine Runde spazieren zu gehen, seit 2017 mit Rollator, kann sehr helfen, zumindest mental wieder in eine bessere Verfassung zu kommen. Und wenn es der Seele gut geht, geht es auch dem Körper besser.

Hör auf jetzt!, sag ich
mich wiederholend
auf jetzt mich zu
penetrieren mit den
penetranten Stoßwellen – ja ja
dass du's kannst ist klar, ja –
aber jetzt endlich auf
sollst du hören

mir gibst du's im Schlaf
der Herr treibt dich aus
wenn ihn nicht einschläfert
mein ständiges Geh beten!

Geh du jetzt, sag ich, wohin
der Pfeffer wächst
auf dem ABC-Pflaster zum
Beispiel, gib Ruhe die paar
Stunden bis zur Opi-Art
am Morgen

(2014)

Kapitel 5
Muss ich die anderen trösten?

Warum hast du einen Stock? Was ist denn passiert? Warum humpelst du? Du bist ja weiß wie die Wand! Ich weiß nicht, was schwerer ist: Mit Krankheit zu leben oder sich mit den Menschen meines Umfelds auseinanderzusetzen. Sie zeigen Mitgefühl, wollen Anteil nehmen, und das verdient Wertschätzung. Und es erinnert mich mit jeder Frage daran, dass ich meine Mitmenschen belaste, ihnen Kummer bereite. Es fordert mich auf, die anderen zu beruhigen, zu trösten, abzulenken. Ich ging schon mal mit meinem Spazierstock los, um auszuprobieren, ob er eine Entlastung für mein Bein sein könnte. Einmal habe ich an einem einzigen Tag fünfmal erklärt, warum ich das tue. Es ist der letzte Tag mit dem Stock. Ich bin dem Mitgefühl nicht gewachsen. Er sollte mir helfen, möglichst normal und ohne Unterstützung durch einen Begleiter eine Runde zu gehen. Statt größerer Normalität finde ich mich in endlosen Erklärungsgesprächen wieder, die mich mehr erschöpfen als ein Gang ohne Stock mit schlimmeren Schmerzen.

Wenn ich in einer Lebensgemeinschaft lebe, kann ich meine jeweilige Verfassung kaum vor meinen Mitmenschen verbergen. Früher, als ich noch allein wohnte, habe ich mich für die Welt außerhalb meiner Wohnung zusammengerissen, zurechtgemacht, mit Medikamenten aufgeputscht, um möglichst wenig von meiner Krankheit nach außen dringen zu lassen. Das geht in einer Lebensgemeinschaft nicht, und es gibt Tage, an denen es schlimmer für mich ist, die sorgenvollen Mienen meiner Lieben zu sehen als die Schmerzen auszuhalten. Ich versuche, so viel wie möglich aus der Familie herauszuhalten. Dennoch ist die Krankheit präsent, schränken die Schmerzen täglich gemeinsame Aktivitäten ein, wirkt sich die Krankheit permanent auf den Alltag aus. Phasenweise habe ich mich psychotherapeutisch begleiten lassen, wenn meine Gedanken nur noch um Schmerzen und Zukunftsängste kreisten. Ich empfinde eine Mischung aus Schuldbewusstsein, Mitgefühl und Bloßstellung. Schuldbewusstsein, weil ich meinen Lieben Kummer bereite. Mitgefühl, weil sie darunter leiden, mich mit Schmerzen zu sehen und es sicherlich sehr schwer ist, daran kaum etwas ändern zu können. Bloßstellung, weil ich kaum etwas für mich behalten kann, man mir alles ansieht, immer mehr.

Die jahrzehntelange körperliche und seelische Belastung hinterlässt Spuren. Auch wenn viele Menschen noch nicht bemerken, dass ich chronische Schmerzen habe, ist es für meinen Mann und meine Mutter sowie für enge Freunde doch sofort zu sehen. Ich will trösten und beschwichtigen und mich souverän zeigen, will mit der Situation klarkommen und nicht den Eindruck erwecken, hilflos und gequält durch den Tag zu taumeln – was auch wirklich selten geschieht. Aber manchmal falle ich doch heulend meinem Mann in die Arme. Die Gefahr ist groß, dass eine Beziehung sich auf Krankheit reduziert, man nur noch darüber redet und nichts anderes mehr Raum hat. Dass der Partner verschweigt, wenn es ihm nicht gut geht, weil er sein Befinden im Vergleich zu meinem als banal empfindet oder Angst hat, mich auch noch mit seinen Anliegen zu belasten. Dass man der verführerischen Möglichkeit erliegt, sich in die mütterliche Fürsorge zu flüchten und sich einfach bemuttern zu lassen, die Verantwortung abzugeben und wieder Kind zu sein. Und dabei die Bedürfnisse, Wünsche und Anliegen der anderen zu vergessen. Ich versuche, im Dialog zu bleiben und auch über die Auswirkungen der Krankheit auf die Familie zu sprechen, immer wieder die Balance zu finden und ein möglichst ausgewogenes und gleichberechtigtes Klima zu etablieren – ob es mir gelingt, kann ich nicht einschätzen. Wenn ich zu sehr versinke und mich zurückziehe, kann es passieren, dass meine Mitmenschen sich ausgeschlossen fühlen. Auch das ist nicht meine Absicht Vermutlich gibt es kein Richtig oder Falsch. Es gibt nur das ständige Versuchen einer guten Balance und Mut zur Unvollkommenheit. Hin und wieder ein klärendes Gespräch zu führen. Die Mitmenschen darum zu bitten, einzugreifen, wenn die Krankheit zu groß wird. Wir können nicht erwarten, dass unsere Lieben unendlich belastbar sind und alles mit uns tragen können. Es ist wichtig, Strategien zu entwickeln, um die Partnerschaft und die Familie zu entlasten.

Das geht zum Beispiel mit Freunden, denen man sich anvertrauen kann, oder mit professioneller Hilfe durch eine Therapie.

An der Angsthand

Gehen
kleine Schritte
die Angsthand hält
das klopfende Herz
keine Angst sagt die Angst
ich bin ja da lasse dich nicht

(2012)

Kapitel 6
Warum probiere ich nicht immer wieder etwas Neues aus?

„Lassen Sie sich doch als Notfall einweisen“, sagt die Assistentin der Wirbelsäulenpraxis am Telefon, weil sie erst in zwei Monaten einen Termin für mich hat. Notfall? Ich lebe seit acht Monaten mit extremen Schmerzen, die man mir als Verschleiß diagnostiziert hat, und wäre auf die Idee gar nicht gekommen. Bin ich so abgestumpft oder was ist mir los? Warum halte ich das überhaupt aus und warum so lange? Wie sehr habe ich mich schon an Schmerzen gewöhnt? Muss mich das beunruhigen? Reaktion der Mitmenschen auf die Diagnose Bandscheibenvorfall: Das ist ja schlimm! Dabei doch nur ein neues, weiteres Thema im Themenkreis, ausnahmsweise mal etwas ganz klar Formuliertes, eindeutig und vielleicht gut zu verstehen.

Immer wieder treten Menschen an mich heran und erzählen mir begeistert, in verschwörerischem Tonfall oder ganz sachlich von neuen, spektakulären Therapien, Verfahren, Operationen oder Medikamenten. Sie fordern mich mehr oder weniger direkt auf, das nun sofort auszuprobieren. Dass ich es meistens verweigere, verstehen die wenigsten. Wenn ich die Nerven habe, lege ich dann los und zähle auf, was ich schon alles probiert habe, wer mir Heilung versprach, wie oft ich hoffte und enttäuscht wurde und dieses Auf und Ab der Gefühle verkraften musste. Und ja, manchmal probiere ich etwas Neues. Aber es muss meine Entscheidung bleiben, und niemand soll sie bewerten, der nicht selbst mit einer unheilbaren Krankheit zu tun hat und nachvollziehen kann, wie die Entscheidung für oder wider ein Ausprobieren zustande kommt. Ich möchte nicht dafür verurteilt werden, dass ich etwas nicht probiere. Ich bin nicht selbst schuld an meiner Verfassung, weil ich einer Empfehlung nicht gefolgt bin. Ich habe kein Vergnügen an meiner Krankheit. Nein, ich allein habe die Verantwortung für mich, meinen körperlichen und seelischen Zustand. Ich muss es aushalten, meine Geschichte wieder von vorn einem fremden Menschen zu erzählen, mich anfassen und untersuchen zu lassen, mich auf Ungewisses einzulassen mit der Option, dass es helfen könnte oder vielleicht nicht, schlechterdings sogar den Zustand verschlimmern kann. Meine Stabilität, seelisch und körperlich, steht auf dem Spiel, und manchmal ist es besser, einen unvollkommenen Zustand zu haben als einen neuen ungewissen. Meine Entscheidungen sollen respektiert werden, denn niemand nimmt mir die Krankheit ab, niemand nimmt mir die Schmerzen ab und niemand gibt mir Stabilität, wenn ich sie nicht selbst erlange.

Kapitel 7
Der Alltag

Es gibt benennbaren und unbenennbaren Schmerz. Alles, was für jeden sichtbar ist, wird akzeptiert. Alles, was nicht sichtbar, aber benennbar ist, wird akzeptiert und mit Ratschlägen bedacht. Was aber weder sichtbar noch benennbar ist, damit bist du ganz allein. Du siehst vielleicht nicht leidend genug aus, bist vielleicht ganz gut drauf oder rettest dich in Fröhlichkeit. Der Schmerz ist tief in dir, du trägst ihn mit dir herum, er ist immer gegenwärtig. Aber willst du das sagen in Runden, in denen man sich mit seinen Belastungen gegenseitig zu übertrumpfen versucht? Der Schmerz ist kein Pfund, mit dem du wuchern möchtest. Der Schmerz ist wie ein Körperteil, wie ein Organ. Er ist ständig in Verwandlung. Mal wird er ein Parasit, der dich Wirtstier aussaugt bis zur totalen Erschöpfung. Mal schützt er dich, indem er dich zum totalen Rückzug zwingt, dich zu dir selbst zurückbringt. Er ist auch Antrieb der Schaffenskraft, des Schöpfens. Manchmal lässt er sich zurückdrängen, und du kannst ihn für ein paar Stunden vergessen. Mal kannst du benennen, was jetzt Schmerzen macht. Und dann wieder breitet der Schmerz sich aus wie ein Fieber, von Kopf bis Fuß bist du nur noch Schmerz, und es macht dich atem- und sprachlos, als erlebtest du das zum ersten Mal. Der Schmerz flutet dich und schlägt von innen an die Haut, sodass du keine Berührung erträgst. Du kannst kämpfen oder dich hingeben und später kämpfen, irgendwann musst du jedoch kämpfen, darfst den

Schmerz nicht herrschen lassen. Aber vielleicht brauchst du erst mal die Schlafbewusstlosigkeit, um Kraft zu sammeln. Und dann nimmst du den Kampf auf, redest dir gut zu, machst deine Turnübungen, immer hindurch durch den Schmerz, immer mitten rein und hindurch. Mal hilft es, mal nicht. Irgendwann aber hast du gewonnen für diese Runde, dann zieht der Schmerz sich zurück, und du fühlst eine unbeschreibliche Leichtigkeit. Es kommt dir vor, als hättest du lange Zeit in einer Parallelwelt gelebt, und so ist es ja auch – das alles spielt sich in dir ab, unsichtbar für andere. Du gehst durch tiefste Täler und stehst irgendwann wieder oben, und nebenbei lebst du ein Leben, spielst deine Rollen, und vielleicht ist das für andere Menschen das Hauptleben. Doch für dich ist es das Nebenleben, das Außenleben, während dein Hauptleben, der tägliche Kampf, in den Grenzen deiner Haut stattfindet.

Schmerz pur ohne
Toxiprofen Traumadol
Hexelrex Mextexfex
Schmerz pur hohl
Venen verschonen
Sehnen spannen
Muskeln dysplasieren
Stromschläge verhadern
hauttief martern
nur atmen

(2013)

Kapitel 8
Praktische Stärkungen von A bis Z

Arbeit

Als ich noch außer Haus in Büros gearbeitet habe, konnte ich immer durchsetzen, dass ich einen ordentlichen Stuhl bekam. Es hilft, so oft aufzustehen wie möglich und alle Dinge, die man häufig braucht, nicht direkt in Greifnähe zu verwahren. So ist man unwillkürlich mehr in Bewegung. Es hilft auch, die Kollegen zu besuchen, statt sie anzurufen.

Ich arbeite nur noch in Bildungseinrichtungen, die mir einen barrierefreien Kursraum zur Verfügung stellen. Das danken mir auch manche Kursteilnehmer. Für einen Kurstag nehme ich einen Trolley mit, in dem ich nicht nur das Kursmaterial, sondern auch eine warme Jacke, ein warmes Schultertuch, ein paar Teebeutel, eine 0,5 l-Flasche Wasser (die ich mir am Wasserhahn auffülle) und Obst habe. In besonders schmerzbelasteten Phasen nehme ich mein tens-Gerät mit und schließe mich in den Pausen kurz im Unterrichtsraum ein, um es anzulegen. Außerdem trage ich stets ein Notfallset mit Medikamenten mit mir herum.

Zu Hause teile ich meine Arbeit zwischen meinem ergonomisch eingerichteten Schreibtisch und dem Cockpit auf und mache oft kleine Pausen. An meinem Schreibtisch habe ich zwei kleine Hanteln, mit denen ich zwischendurch Übungen mache.

Es gibt auch ein paar Yogaübungen im Sitzen, die ich hin und wieder durchführe. Ich versuche, so viel wie möglich im Stehen zu machen, zum Beispiel

Korrekturlesen. Dabei absolviere ich kleine Übungen wie auf den Zehenspitzen zu stehen oder auf einem Bein. Als ich wegen immer stärkerer Schulterschmerzen die Computermaus nicht mehr mit dem rechten Arm bedienen konnte, kaufte ich mir eine Trackball-Maus und schulte mich auf die linke Hand um. Das dauerte etwas, war aber durchaus möglich, und ich kann jetzt wesentlich besser mit der Maus arbeiten.

Mit diesen Maßnahmen halte ich bis zu drei Stunden zusammenhängend am Schreibtisch durch. Mittags lege ich mich für eine halbe oder ganze Stunde in mein Bett, lese und ruhe oder schlafe. Nachmittags teile ich meine Arbeitszeit zwischen Schreibtisch und Cockpit auf.

Bewegung

ist das A und O, besonders bei Schmerzkranken. Von meiner Therapeutin lasse ich mir Übungen für zu Hause zeigen und absolviere diese mindestens zweimal pro Woche. Ich habe Übungen für jeden vorstellbaren körperlichen Zustand. Selbst wenn ich im Bett liege, kann ich noch isometrische Übungen, bei denen ich Muskeln anspanne und wieder entspanne, absolvieren.

Ich gehe auch möglichst täglich einmal an die Luft. Wenn ich schlecht gehen kann, mache ich „Parkbank-Hopping“, das heißt ich gehe von Bank zu Bank und ruhe mich auf jeder Bank ein wenig aus. Als ich sehr schlecht zu Fuß war, nahm ich den Rollstuhl, mit dem ich kleine Runden allein drehen konnte. Seit ich den Rollator habe, erweitere ich in kleinen Schritten den Aktionsradius. Bewegung an der Luft tut unserer Muskulatur besonders gut. Wir brauchen

Licht für unseren ganzen Organismus. Wenn ich also nur sitzen kann, dann will ich wenigstens draußen sitzen!

Beziehungen

Wenn wir erst in hilfloses Schweigen verfallen sind, aus Angst, etwas Falsches zu sagen, ist es schwierig, das Rad zurückzudrehen. Aber es ist nicht unmöglich. Wenn man nichts zu sagen weiß, dann kann man auch das äußern. Es ist wichtig, in Kontakt zu bleiben und möglichst konkret zu kommunizieren. Vielleicht schadet es nicht, sich einmal mit Fachliteratur über Kommunikation zu beschäftigen.[6] Kritik, die in Ich-Botschaften gekleidet ist, verletzt weniger als eine Anschuldigung: „Ich fühle mich allein“ ist besser als „Du lässt mich allein“.

Die Wichtigkeit der Kommunikation geht in jeden Bereich. Wer immer Schmerzen hat, kann sich vielleicht dem Partner nicht mehr so hingeben, wie es sich beide eigentlich wünschen. Ich habe es mehrfach erlebt, dass ich in ekstatischen Momenten plötzlich eine Art Hexenschuss in der Halswirbelsäule erlitt oder mir durch für mich falsche Positionen einen Schmerzanfall zuzog. Das trägt natürlich nicht zur Entspannung bei.

Mittlerweile gibt es Literatur mit Empfehlungen für geeignete Positionen, und ich habe in der Reha Ratschläge dazu erhalten. Dennoch sollte das eigene Empfinden maßgeblich sein, beide Partner müssen über ihre Gefühle und Ängste sprechen und zusammen Lösungen finden.

Ich glaube, dass einsame Entscheidungen Partner

[6] Friedemann Schulz von Thun: *Miteinander Reden*, Rowohlt: Reinbek 2010

mehr entzweien als ein gemeinsam getragenes Problem, wenn beide Seiten gleichberechtigt wahrgenommen werden.

Disziplin
ist nicht unbedingt angesagt in unserer Zeit. Aber wir brauchen, besonders als chronisch Schmerzkranke, jede Menge davon. Das heißt nicht, dass wir uns nicht auch mal hängenlassen dürfen. Trotzdem – es erfordert manchmal schon Disziplin für mich, am Morgen aufzustehen, zu duschen, mich anzuziehen. Manchen Morgen dauert das zwei bis drei Stunden, weil ich mich zwischendurch immer wieder hinsetzen muss und vor Anstrengung nassgeschwitzt bin. An manchen Tagen bin ich nach dem Duschen so erschöpft, dass ich mich wieder hinlegen könnte. Habe ich aber diese erste schwere Phase überwunden und tritt die Wirkung der Medikamente ein, freue ich mich darüber, doch in den Tag gekommen zu sein.
Es erfordert Disziplin, meine Turnübungen zu machen, an die Luft zu gehen, mich meinen Mitmenschen zu stellen und ihnen aufmerksam zu begegnen. Sollte ich aber diese Disziplin nicht aufbringen, würde ich allein zu Hause verwahrlosen und versauern – und das würde meinen Zustand ganz sicherlich nicht verbessern.

Experimentieren
Wie werden Dinge, die unmöglich scheinen, doch möglich? Es ist sehr wichtig, immer neu zu experimentieren. Wenn ich mit rechts die Computermaus nicht bedienen kann, schule ich auf links um.
Wenn ich meine Tasche mit den Kursmaterialien

nicht tragen kann, kaufe ich mir einen Business-Trolley. Wenn ich nicht am Schreibtisch sitzen kann, arbeite ich am Laptop, vielleicht sogar im Bett. Es kommt vor, dass ich im Bett lektoriere, wenn gar nichts mehr geht. Ich suche im Internet nach Hilfsmitteln und nutze alle technischen Möglichkeiten, um ein Problem zu lösen oder wenigstens zu vermindern. Auch aus Gesprächen mit anderen, oftmals vollkommen Unbeteiligten, erhalte ich oft Inspirationen, und es entstehen manchmal praktische und brauchbare Ideen.

Einkaufen

Lieber kaufe ich kleine Mengen und gehe täglich raus, als einmal pro Woche einen schweren Einkauf zu stemmen. Statt schwere Taschen zu schleppen, nehme ich einen Einkaufsroller mit. Seit ich meinen Rollator habe, kann ich einiges selbst transportieren – wenn ich aber zu viel einkaufe, komme ich damit nicht nach Hause.

Viele Geschäfte bieten an, die gekauften Waren nach Hause zu liefern. Auch das Internet verfügt über unerschöpfliche Möglichkeiten, sich Dinge nach Hause schicken zu lassen – nur kann man diese vorher nicht anfassen, sodass es immer mit einem kleinen Risiko verbunden ist und man schlimmstenfalls etwas zurückschicken muss. Einige Paketdienste bieten einen Paketabholservice an.

Ich habe die Erfahrung gemacht, dass Familienmitglieder oder Freunde sich freuen, wenn sie mit ganz praktischen Maßnahmen helfen können; so scheue ich mich nicht, darum zu bitten, mir dies oder jenes mitzubringen oder die Post in den Briefkasten zu werfen.

Ernährung

Es ist nicht so leicht, herauszufinden, welche Ernährung für jeden von uns passend ist. Ich habe Verschiedenes ausprobiert, auch vegetarische Ernährung, und ernähre mich heute mit viel Gemüse und Obst, wenig Fleisch und Fisch. Ich esse mehrere kleine Portionen, weil ich zu Verdauungsproblemen neige, und trinke viel stilles Wasser und Tee (grünen Tee mit frischem Ingwer, Fenchel-Anis-Kümmel-Tee) und keinen Alkohol. Ich versuche, wenig „trockene" Mahlzeiten zu essen, also möglichst zu jedem belegten Brot einen Salat mit Essig/Öl-Dressing oder einen Quark mit Obst. Die mediterrane Küche bekommt mir gut. Zu viel Vollkorn- oder Vollwerternährung belastet mein Verdauungssystem, ich brauche eher eine Mischkost. Auch zu diesem Thema sind Gespräche mit dem Arzt, Therapeuten oder auch Heilpraktikern sinnvoll und hilfreich. Nach meiner Erfahrung ist es gut, konsequent zu bleiben, wenn man einen Weg gefunden hat. Ich lasse mich nicht überreden, von meinen Gewohnheiten abzuweichen.

Fragen

Wie oft habe ich im Laufe meines Lebens gehört, dass man mir nicht mehr helfen könnte! Trotzdem frage ich in Abständen herum und suche im Internet oder in Selbsthilfegruppen nach neuen Informationen. Das ist der große Gewinn unseres Zeitalters: Man findet jede Menge Informationen und auch Personen, die vielleicht auf einem neueren Stand sind. Über ein soziales Netzwerk gelangte ich in eine Selbsthilfegruppe hypermobiler Frauen. Dort erhielt ich wertvolle Informationen, zumal diese Gruppe

Mitglieder aus verschiedenen Ländern beherbergt. Es kostet Kraft, immer wieder anzufangen und zu forschen. Aber es kann ein großer Gewinn sein, endlich Antworten zu erhalten, auch wenn man die Frage schon hundertmal gestellt hat. Denn Wissen hilft, zu verstehen und sich mit der Krankheit und mit sich selbst zu versöhnen.

Frieren
ist so ziemlich das Schlimmste für mich. Wenn ich friere, verkrampfe ich mich, spanne alle Muskeln an und verschlimmere die Schmerzen damit erheblich. Deshalb habe ich immer ein warmes Tuch, eine Weste oder Strickjacke dabei, trage immer Unterhemden, im Winter mit Wolle, und Strümpfe oder Strumpfhosen.
Auch Stulpen, sowohl für die Knöchel als auch für die Handgelenke, sind eine großartige Erfindung, ebenso das Heizkissen (Wärme).

Hausarbeit
Es gibt heutzutage besondere Lappen und Fensterputzgeräte mit Teleskopstangen, alle möglichen Varianten von Staubsaugern und Wischgeräten mit Eimern, bei denen man sich nicht bücken muss. Ich habe mich durchprobiert und mit so vielen Hilfsmitteln eingedeckt, dass ich leichtere Hausarbeiten erledigen und auch beispielsweise ein Marmeladenglas allein öffnen kann. Weil ich sehr empfindliche Haut habe und mich leicht verletze, verwende ich Einmalhandschuhe. Auch, um Tinkturen wie Franzbranntwein aufzutragen, weil diese Tinkturen trotz Händewaschens zwischen den Fingern die Haut sehr reizen. Jede kleine Bewegung tut mir gut. Ich plane

meinen Tag so, dass ich nach einer Stunde am Schreibtisch den Abwasch erledige oder Wäsche aufhänge. Und letztlich ist alles, was wir selbst tun können, ein Stück Selbstständigkeit, das wir uns bewahren.

Es hat niemanden zu interessieren, wie lange ich für das Staubsaugen oder Wischen brauche. Mich interessiert aber die große Freude, wenn ich es selbst erledigen kann.

Internet

Für alle, die eingeschränkt beweglich sind, ist das Internet ein wahrer Segen. Wir können dort Dinge bestellen und uns ins Haus liefern lassen, wir können kommunizieren und uns mit Menschen austauschen. Ich habe mich so eingerichtet, dass ich notfalls auch vom Bett aus, mit dem Laptop auf dem Schoß, ins Internet komme.

Wer mit diesen technischen Möglichkeiten nicht vertraut ist, kann einen fachkundigen Menschen aus seinem Umfeld um Unterweisung bitten oder sich ein Fachbuch kaufen. Ich möchte das Internet nicht mehr missen.

Kissen

Es gibt Keilkissen und Luftkissen, Seitenschläferkissen, kleine Kissenrollen, Nackenkissen. Meistens wissen Therapeuten, was das Richtige ist. Ich habe im Homeoffice ein Luftkissen, das denselben Effekt hat wie ein Sitzball. Ich sitze immer mal für eine halbe Stunde darauf.

Ein Seitenschläferkissen polstert Knie und Schulter im Bett ab. Mit kleinen Kissen absolviere ich im Liegen auf der Matte Übungen für die Halswirbelsäule.

Kleidung

Für mich ist Kleidung ohne enge Bünde wichtig, weil sich enge Gummizüge und dergleichen in meine Haut drücken und ich sogar von Diabetikersocken das Muster auf meinen Beinen wiederfinde. Ich kaufe viel Secondhand, spare aber nicht an Schuhen, denn gute Schuhe sind besonders wichtig, wenn man beim Gehen ein Handicap hat. BHs habe ich komplett aus meinem Schrank verbannt, seit eine Freundin mir die Shapewear „Schlankstütz" empfohlen hat. Tatsächlich sind die Tops (für mich in Stärke 2) so stabilisierend für meine Brustwirbelsäule, dass die Nacken- und Schulterschmerzen deutlich weniger sind. Ich trage nur noch diese Tops. Mit Stretchhose und Tunika bin ich auch für auswärtige Termine gut, aber bequem angezogen. Es ist für mich sehr wichtig, immer warm genug angezogen zu sein. So halte ich meine Beine auch bei sommerlichen Temperaturen warm, weil die Haut sich immer kalt anfühlt und blau wird, wenn ich mit nackten Beinen herumlaufe. Ich trage lange Leinenhosen oder leichte Strumpfhosen. Auch beim Thema Kleidung ist es sinnvoll, sich durchzuprobieren. Oft können Verkäuferinnen in Boutiquen helfen. Als ich den ISG-Gurt bekam, den ich über der Kleidung tragen muss, ließ ich mich in einer Boutique beraten und probierte aus, was ich anziehen kann, ohne dass man gleich den Gurt sieht und ohne dass meine persönlichen Anforderungen an Kleidung vernachlässigt werden.

Kosmetik

Immer wieder werde ich auf meine blasse Hautfarbe angesprochen. Es gibt auch immer mehr Menschen, die mir bei einer Begegnung prüfend ins Gesicht sehen und mir dann sagen, wie es mir angeblich geht oder aufgrund meines Aussehens zu gehen hätte. Glücklicherweise hält der Kosmetikmarkt ein breit gefächertes Angebot bereit, mit dem ich mich so schminken und zurechtmachen kann, dass ich für andere kein offenes Buch bin. Es reicht schon, dass man meinen Gang, das Humpeln, prüfend begutachtet und kommentiert – und wenn ich nicht humpele, dann ist ja alles gut, oder? Wie viele Medikamente ich zuvor genommen habe, steht nicht auf meiner Stirn geschrieben. Ich nehme mir die Zeit, mich zu pflegen, zu schminken und zu frisieren, denn ich sehe lieber ein frisches Spiegelbild als eins mit dunklen Augenringen. Das ist auch eine Art Schutzbarriere, hinter der ich wenigstens einen Teil des Offensichtlichen verbergen kann.

Kultur

Wie oft habe ich auf Theater- oder Konzertbesuche verzichtet oder musste in der ersten Pause gehen, weil ich das Sitzen nicht aushielt. Ich habe mich in Hamburg durch diverse Veranstaltungshäuser probiert und weiß jetzt, auf welchem Mobiliar ich sitzen kann und auf welchem nicht. Beispielsweise gibt es in der Musikhalle oben auf dem Balkon an den jeweiligen Reihenenden Plätze, die keinen Sitz vor sich haben. Es gibt auch Plätze, die direkt an einer Säule sind, sodass man aufstehen kann, ohne jemanden zu stören. Ich habe Kinos gefunden, in denen ich sitzen kann, und ein Theater. Zwar sind es wenige Veranstaltungsorte geworden, aber es gibt welche, an denen ich mich aufhalten und auf das Dargebotene konzentrieren kann, ohne dass Schmerzen wegen zu niedriger Stühle oder zu enger Sitzreihen meine komplette Aufmerksamkeit an sich reißen. Mit dem Rollstuhl hat sich dieses Problem nochmals vermindert. Gleiches gilt für Restaurants. Dort frage ich, wenn ich nicht mit dem Rollstuhl dort bin, nötigenfalls nach einem anderen Stuhl oder probiere die Sitzmöbel an verschiedenen Tischen aus, bevor ich mich für einen entscheide. Die Leute, die möglicherweise blöd gucken, nehmen mir die Schmerzen nicht ab, wenn ich zwei Stunden auf einem falschen Sitzmöbel verbracht habe.

Medikamente

Immer wieder höre ich große Skepsis gegenüber Medikamenten, und auch ich selbst bin nicht frei davon. Die Mitmenschen sind betroffen bis schockiert darüber, dass ich täglich Tabletten nehme. Andererseits – hätten wir vor hunderten Jahren gelebt, als es bei weitem nicht die heutigen Möglichkeiten gab, was wäre unser Schicksal gewesen? Vielleicht hätten wir in einer Ecke unseres bescheidenen Heims vor uns hinvegetiert und wären früh gestorben. Heute haben wir dank der modernen Medizin echte Chancen, ein weitgehend gutes Leben zu führen. Ich möchte nicht auf die Medikamente verzichten, die es mir ermöglichen, einer Erwerbstätigkeit nachzugehen und nicht nur ständig an die Schmerzen denken zu müssen. Die mir Ruhephasen geben und mir Unternehmungen möglich machen. Bei aller angebrachten Skepsis gegen Medikamente und Nebenwirkungen ist es doch ein großer Segen, auf diesem Weg Hilfe zu erhalten.

Ich sortiere mir meine Medikamente jedes Wochenende in eine Pillenkiste für die ganze Woche. Jeder Tag hat eine eigene kleine Dose mit Fächern für die

Tageszeiten. Wenn ich außer Haus bin, nehme ich die Tagesschachtel mit. So muss ich nicht grübeln, ob ich eine Tablette genommen habe.

Nahrungsergänzung

Mein Schmerztherapeut erklärte mir, dass der Körper für die Bewältigung der Schmerzen und des Alltags eine Menge Mineralstoffe verbraucht. Ich mache hin und wieder eine Magnesiumkur. Es gibt im Ayurveda ein pflanzliches Mittel, mit dem ich zweimal jährlich eine Kur mache und das den Körper von Giften reinigt. Es ist wichtig, Nahrungsergänzungsmittel von seriösen Quellen zu beziehen und nicht die billigste Variante aus dem Internet zu wählen, bei der man nicht weiß, woher es kommt und ob es wirklich die reinen Wirkstoffe hat. Kompetente Beratung findet man in Apotheken, bei Heilpraktikern und Ayurveda-Therapeuten.

Planung und Leistung

Zu einem guten Krankheitsmanagement gehört unbedingt eine gute Planung. Morgens oder am Abend zuvor überlege ich, was ich an einem Tag schaffen kann. Ich plane möglichst nur einen Termin pro Tag. Wenn ich viel arbeiten muss, plane ich mir freie Tage ein, sobald es geht.

Das bedeutet zwar, dass ich während der Arbeitsphasen kaum Freunde treffen kann, aber es heißt auch, dass ich nicht mittendrin zusammenklappe und zwei Tage im Bett verbringen muss. Ich plane am Wochenende die neue Woche. Therapie- und Arzttermine sind in recht festem Turnus wahrzunehmen. Alles andere kann ich frei entscheiden.

Es ist wichtig, sich nicht an anderen zu messen.

Mein 19 Jahre älterer Ehemann ist in einer wesentlich besseren körperlichen Verfassung als ich und kann doppelt so viel leisten. Das ist in den ersten Jahren unserer Beziehung mein Lernfeld gewesen. Es ist möglich, das Leistungsdenken wenigstens zu reduzieren, wenn man es auch vielleicht nicht ganz ablegen kann. Wir sind nicht, was wir leisten, sondern wir sind kraft unserer Persönlichkeit. Wer an Gott glaubt, weiß, dass wir um unserer selbst willen geliebt werden. Und das gilt auch für alle anderen. Pausen plane ich genauso wie Termine und trage sie in Stressphasen auch in den Kalender ein. Ein fester Lebensrhythmus mit ausreichend Schlaf kann den Schmerzpegel senken; bei mir hat es funktioniert.

Rucksack

Ich bin ein Taschenfreak und hatte früher eine beachtliche Handtaschensammlung. Aber ich kann kaum noch eine Handtasche verwenden, weil das Tragen große Schmerzen in den Schultern und im Nackenbereich verursacht. Anfangs habe ich mich von rechts auf links umgeschult, aber das nützte nicht viel. So bin ich schweren Herzens auf einen Rucksack umgestiegen. Mit einem schlichten schwarzen Rucksack sieht man nicht aus wie auf einer Bergwanderung, und Rucksäcke sind schließlich modisch topaktuell. Das heißt nicht, dass ich nicht am Abend manchmal eine kleine Tasche nehme, wenn ich sie nicht lange tragen muss.

Schlaf

Es klingt, als hörte man die eigene Mutter mahnend fragen: Schläfst du auch genug? Wir sind erwachsen und wollen uns nicht hineinreden lassen. Und doch:

Ausreichender Schlaf ist eine sehr wichtige Komponente für Menschen mit chronischen Schmerzen. Ist der Körper erschöpft, sind wir viel empfindsamer, auch für Schmerzen. Wie lang die passende Schlafdauer sein muss, kann man nur ausprobieren. Für mich sind es acht Stunden in der Nacht und eine halbe bis eine Stunde am Mittag.

Schmerztagebuch

Wer in einer professionellen, multi-modalen Schmerztherapie ist, füllt pro Quartal ein so genanntes Schmerztagebuch aus. Darin kreuzt man auf einer Skala zu bestimmten Uhrzeiten an, wie hoch der jeweilige Schmerzpegel ist. Dieses Tagebuch ist sehr hilfreich, und ich führe es phasenweise auch nur für mich. Oft mache ich mir nicht bewusst, wie hoch der Schmerzpegel ist, denn ich habe gelernt, die Schmerzen zu verdrängen. Sich ihrer bewusst zu werden heißt nicht, in einem Jammertal zu versinken, sondern achtsam mit sich selbst umzugehen. Manches Mal, wenn ich abends in meinem Tagebuch in einem Satz die Schmerzsitutationen des Tages aufzeichne, fällt mir auf, dass meine Verfassung, die ich vielleicht als diffus schlecht gelaunt oder missgestimmt wahrnehme, sich in den Schmerzen begründet. Auch ein unklares Gefühl von Angst oder Druck kann damit zusammenhängen. Umso wichtiger ist es mir dann, mir mentale Stärkungen zu holen.

Schuhe

Kleider machen Leute. Bestimmte Schuhe machen Schmerzen. Es sollte eine Selbstverständlichkeit sein, dass wir nur Schuhe tragen, in denen wir so gut wie möglich gehen können. Aber ich weiß von mir selbst, wie schwer das sein kann, wenn man eine bestimmte Mode favorisiert und sich einfach nicht mit den „Jesuslatschen“ zeigen möchte. Bei mir hat sich mein gesamter Kleidungsstil von elegant mit Rock und Pumps durch meine Krankheit in sportlich mit Jeans und bequemen Schuhen geändert. Das war eine große Umstellung, aber sollte es uns das nicht wert sein, wenn wir uns jeden Schritt im Alltag buchstäblich erleichtern?

Sitzplatzausweis
Schon bei einem Grad der Behinderung von 30 steht Betroffenen (jedenfalls in Hamburg) ein Sitzplatzausweis für öffentliche Verkehrsmittel zu. Ich habe lange gebraucht, bis ich mich getraut habe, ihn auch zu benutzen. Anfangs habe ich mir die Leute, die auf den Behindertenplätzen saßen, erst mal angeschaut: Sehen sie müde aus? Sind sie schlechter dran als ich? Dagegen ist ja nichts einzuwenden. Aber trotzdem sollten wir auf uns achtgeben, denn wenn wir es nicht machen, wird es niemand tun. Ich spreche manchmal auch einfach jemand anderen auf einem Nicht-Behinderten-Platz an. Bisher haben alle bereitwillig ihren Platz für mich geräumt.

Strom
Die Reizstromtherapie mit einem tens-Gerät kann Linderung bringen. Das Gerät verordnet der behandelnde Arzt. Er erklärt auch, wie und wo man die Elektroden anbringt und wie man das Gerät bedient. Es ist ganz einfach und eine wirklich gute Ergänzung zu den Medikamenten. Wichtig ist nur, das Gerät regelmäßig zu verwenden, damit der gewünschte Effekt auch eintritt und anhält.

Trolley

Nach Jahren, in denen ich mich mit Kursmaterialien, Ordnern und Büchern abgeschleppt hatte, was den Schmerzpegel unverhältnismäßig in die Höhe trieb, entschloss ich mich endlich, mir einen Trolley anzuschaffen. Ein Business-Trolley macht nicht so einen Lärm wie mancher Reise-Trolley, ist aber sehr aufnahmefähig und erleichtert wirklich das Leben. Meiner kann DIN-A-4-Ordner und dazu noch einige Bücher, eine Federtasche und eine 0,5 l-Wasserflasche aufnehmen. Portemonnaie, Schmink- und Medikamententäschchen und Schlüssel transportiere ich gleichzeitig in meinem Rucksack.

Wärme

Vor langer Zeit schon bin ich von der Wärmflasche auf das Heizkissen umgestiegen. Ich kann es unkompliziert im Bett oder im Cockpit verwenden, kann es auch in Hotelzimmer mitnehmen, wo ich vielleicht kein heißes Wasser, in jedem Fall aber eine Steckdose habe.

Kapitel 9
Mentale Stärkungen von A bis Z

Annehmen

Ja, auch ich hadere mal mit der Krankheit und der Frage, warum ausgerechnet ich ständig Schmerzen haben muss. Es ist wichtig, den Frust zuzulassen, damit er sich nicht aufstaut und irgendwann unkontrolliert ausbricht. Aber ich begrenze solche Phasen, rufe mich dann zur Ordnung, denke an schlimme Schicksale und Menschen, denen es viel schlechter geht als mir. Das rückt die Perspektive wieder zurecht. Ich möchte den Fokus auf das legen, was möglich ist – und nicht auf das Unmögliche. Vielleicht hat mich die Krankheit sogar herausgefordert und zu Aktionen geführt, auf die ich ohne sie gar nicht gekommen wäre. Ich denke beispielsweise an meine Ausstellung „Tägliche Momente“, für die ich ein Jahr lang Motive auf meinem Arbeitsweg fotografiert habe. Wäre ich nicht täglich im Schneckentempo dort entlang geschlichen, dann wäre mir diese Idee nie gekommen.

Achtsam sein

Das Wort „Achtsamkeit“ hat derzeit Hochkonjunktur und wird in esoterisch ausgerichteten und anderen Büchern und Zeitschriften beschworen. In den Kanon will ich nicht einstimmen, aber es ist für Menschen mit Handicap besonders wichtig, achtsam zu sein.

Was tut mir gut? Was überfordert mich? Je mehr

Erkenntnisse ich über diese Fragen haben, desto besser lassen sich mein Tag, die Arbeit und Unternehmungen planen und Überforderungen minimieren.

Arbeit (Ablenkung, Beschäftigung)
Auch wenn ich sie manchmal verfluche und das Gefühl habe, sie nicht schaffen zu können: Meine Arbeit möchte ich nicht missen. Oft hat sie mich abgelenkt von düsteren Gedanken. Denn wenn ich mich auf die Arbeit konzentriere, denke ich nicht mehr viel an Schmerzen. Die Arbeit zwingt mir auch einen bestimmten Tagesablauf auf, zu dem ich mich ohne sie vielleicht nicht aufraffen könnte. Außerdem bringt sie mich mit Menschen zusammen und verhindert, dass ich mich isoliere.
In Phasen, in denen ich nur sehr wenig arbeiten kann, versuche ich mich innerhalb meiner Möglichkeiten trotzdem sinnvoll zu beschäftigen, indem ich etwas Kreatives tue oder mich lesend mit interessanten Themen befasse. Ich finde es wichtig, den Geist und Verstand zu fordern, damit sich nicht neben dem körperlichen Aktionsradius auch noch das Blickfeld verkleinert.

Bibliotherapie
Es ist wissenschaftlich erwiesen, dass Lesen heilende Kräfte hat. Wir kennen das Gefühl, uns nach einer harten Woche mit einem Schmöker aufs Sofa zu verziehen und durch das Lesen die Widrigkeiten der letzten Tage zu vergessen.
Die tröstliche Wirkung nicht nur des Zu-spruchs, des Trostspruchs, sondern auch des geschriebenen Wortes als Trostgedicht oder Trostbrief ist über die Jahrhunderte zur Linderung

von Leid, körperlichen Schmerzen oder seelischer Bedrängnis und Krankheit eingesetzt worden.[7]

Erfahrungsberichte anderer Betroffener zu lesen, kann helfen, – oder das genaue Gegenteil bewirken. Welche Literatur wann hilfreich ist, kann eine Therapeutin einschätzen, oder wir müssen uns selbst auf die Suche machen. Für mich ist die Literatur von Rainer Maria Rilke (der übrigens zeitlebens kränkelte und mit 51 Jahren an Leukämie starb) seit vielen Jahren die erste Wahl, aber ich lese insgesamt sehr viel Lyrik quer durch die Epochen. Auch in der spirituellen Literatur finde ich Trost und Erbauung, zum Beispiel in „Der Sonnengesang" von Franz von Assisi. Tagebücher sind für mich sehr interessant, ebenso Romane, die auch biografische Fakten enthalten (z. B. von Walter Kempowski), und Biografien. Natürlich kann man sich auch ganz direkt mit Literatur über Krankheit oder den Lauf des Lebens befassen. In diesem Themenfeld hat mir das Buch „Das Leben in die Hand nehmen" von Gudrun Burkhard sehr gefallen. Auch „Sorge dich nicht, lebe!" von Dale Carnegie war mir eine Hilfe sowie verschiedene Erfahrungsberichte aus der christlichen Literatur.

Dankbarkeit

Zählen wir die Geschenke und nicht die Probleme! (Dale Carnegie) Wenn wir immer nur auf das schauen, was wir nicht haben, nicht können – dann werden wir verbittert. Das gilt, ob wir krank sind oder nicht. Jeder Mensch hat Grenzen. Es ist wichtig, den Blick dafür zu schulen, was geht und was nicht. Anfangs

[7] Hilarion G. Petzold /Ilse Orth (Hgg.): *Poesie und Therapie Über die Heilkraft der Sprache*, Edition Sirius, Aisthesis Verlag: Bielefeld und Locarno 2005, S. 25.

fällt das vielleicht schwer. Ein guter Trick ist, jeden Tag drei Dinge zu notieren, die gut waren, die gelungen sind, für die ich dankbar bin. In tiefen Krisen komme ich wieder auf diesen Trick zurück und verhindere damit, im Hadern zu versinken.

Entspannungstechniken

In einer Reha-Maßnahme und in der Krankengymnastik habe ich autogenes Training und die progressive Muskelentspannung nach Jacobson kennengelernt. Besonders die Muskelentspannung nach Jacobson empfinde ich als hilfreich. Beides bedarf einer professionellen Anleitung durch einen ausgebildeten Therapeuten.

Frieden finden

Wie findet man Frieden mit der Situation? Das lässt sich sicherlich nicht wie ein Patentrezept vermitteln, jede/r reagiert und empfindet anders. Mir hilft der Trick der drei guten Dinge (Dankbarkeit), gepaart mit Gedanken an Menschen, die viel schlimmer dran sind als ich. Das können Mitmenschen sein, die ich kenne, oder Persönlichkeiten des öffentlichen Lebens, wie zum Beispiel der Physiker Stephen Hawking, der an ALS litt und einer der genialsten Köpfe unserer Zeit war. Er ließ sich nicht vom Leben und seinen Forschungen abhalten!

Geduld

Wenn ich Schmerzen habe, geht alles langsamer als sonst. Ich kann nur langsam gehen, manchmal auch nur langsam denken, mich nur langsam bewegen – aber ich kann gehen, denken, mich bewegen! Wenn es um jemand anderen ginge, ich hätte alle Geduld der Welt mit ihm. Warum habe ich sie nicht mit mir? Ich stelle mir vor, ich sollte mich selbst begleiten. Dann geht es plötzlich. Wir können nichts dafür, dass wir krank sind, und wir sollten uns dafür nicht selbst bestrafen, indem wir ungeduldig mit uns sind.

Glaube

Ohne meinen Glauben würde ich heute wohl nicht mehr leben. Bei allen Krisen ist Gott derjenige, der mich immer wieder auffängt. Das geschieht in ganz unterschiedlicher Weise: Sei es, dass ich Trost im Gebet oder in einem theologischen/spirituellen Text finde; sei es, dass ich in der Gemeinschaft mit anderen Zuversicht finde. Sehr besonders ist es, wenn andere Menschen für mich beten. Einmal, in einer sehr schweren Phase, betete mein Vater (er lebte in Malaysia) mit seiner Gemeinde für mich. Er sagte mir zunächst nichts davon. Ich wunderte mich darüber, dass die Schmerzen plötzlich nachließen, es warm und hell wurde in mir. Als ich ihm das schrieb, fragte er, zu welcher Zeit es gewesen sei. Wir stellten fest, dass es genau zu der Zeit war, als seine Gemeinde für mich gebetet hatte.

Glaube heißt für mich nicht, den Verstand abzugeben und das überhöhte Bild des „lieben Gotts“ anzubeten. Glaube ist kritische Auseinandersetzung, menschliches Miteinander nach der Maßgabe, einander möglichst nicht zu schaden – und letztlich ein spiritueller Weg der Stille, um sich zu entwickeln, Kraft und Trost zu finden.

Intensiv leben

Meine Gesundheit ist ein ständiges Auf und Ab. Ich habe gelernt, in jeder Phase intensiv zu leben, das

heißt, den Moment zu genießen, Freude zu empfinden, zu lachen.
Wenn es mir gut geht, erlebe ich eine Fülle wundervoller Dinge, ob ich draußen in der Natur bin, eine Lesung besuche oder mich mit Menschen austausche. Kippt es wieder um, zehre ich in Phasen, in denen ich kaum unterwegs sein kann, davon und habe dann außerdem Literatur, Handarbeiten, Zeichnen etc. dafür zur Verfügung.
Natürlich gibt es auch schlechte Tage. Aber ich bin in jeder schlimmen Schmerzphase, in der nichts mehr geht, froh, dass ich zuvor alles gemacht habe, was mir wichtig war.

Kreativität
Wenn es möglich ist, Erfahrungen und innere Bewegungen in ein kreatives Tätigsein auszuleiten, ist das für mich selbst ein Glücksfall.
Im besten Fall kann ich noch anderen mit meinem künstlerischen Werk Beistand und Hilfe geben. Durch das Schreiben, Malen, Zeichnen und Musizieren wird aus einem ohnmächtigen Zustand eine eigene Existenz, die mit mir und anderen in Verbindung tritt.
Ausprobieren kann jeder alles, an Volkshochschulen, bei privaten Lehrern oder im Selbst- bzw. Fernstudium.
Das Schreiben, vor allem von Gedichten, fängt sehr viele Erfahrungen auf. Und auch wenn ich zu anderen Themen schreibe, ist es heilsam, lenkt mich ab von den Schmerzen. Ich habe etwas geschaffen – dieses Gefühl der Freude ist ein sehr gutes Gegenmittel zur Verzweiflung.
Kreativität bringt uns auch zur Ruhe, indem wir uns

auf das, was wir gerade tun, voll und ganz konzentrieren. Da habe ich dann keinen Raum mehr für Ungeduld und Unruhe.

Lachen

Es vergeht selten ein Tag, an dem ich nicht gelacht oder wenigstens über etwas geschmunzelt habe. *Humor ist der Knopf, der verhindert, dass uns der Kragen platzt!* (Joachim Ringelnatz) Sicherlich habe ich einen etwas schwarzen Humor entwickelt, wenn es um meine Krankheit geht. Das haben viele chronisch Kranke, und wir verhandeln neben den wirklich ernsten und oft traurigen Themen in der Selbsthilfegruppe auch einige lustige Begebenheiten oder retten uns in den Galgenhumor. Lachen ist ein gutes Heilmittel.

Langsamkeit positiv besetzen

Als ich mit Anfang 20 jeden Tag im Zeitlupentempo zum Bahnhof ging, kam ich auf die Idee, diesen Weg durch die Jahreszeiten hindurch zu fotografieren. Es entstand eine Ausstellung, die immer denselben Baum, dieselbe Stelle des Stader Burggrabens, dieselben Büsche zeigte. Der Zeitrahmen umfasste ein Jahr, also alle Jahreszeiten. Mir wurde die Wertigkeit des Langsamen, des Hinsehens, sehr bewusst, und auch die Ausstellungsbesucher sahen den ihnen vertrauten Weg mit neuen Augen. Seitdem kann ich die Langsamkeit besser annehmen und versuche, Neues auf bekannten Wegen zu entdecken und mich daran zu freuen oder mich davon inspirieren zu lassen.

Mut

Lass dir von niemandem sagen, wo deine Grenzen sind! (Christopher Reeve). Es gilt, die eigenen Grenzen immer wieder neu auszuloten. Auch wenn es schwer ist oder die Mitmenschen glauben, dass ich eines meiner Vorhaben niemals verwirklichen kann. An ganz guten Tagen packt es mich plötzlich, und ich putze die Fenster. Zwei Tage später kann das schon wieder in ganz weite Ferne gerückt sein. Aber dann freue ich mich immer noch, weil es ging und vor allem, weil ich es gewagt habe. Gerade mit einer chronischen Krankheit, die schlechte und gute Phasen mit sich bringt, ist es sehr schwer, eine Art Status quo auszuloten. Warum sollten wir das auch tun? Es hat doch etwas sehr Motivierendes, dass es nicht jeden Tag gleich schlecht ist!

Natur

Hildegard von Bingen wusste schon: Die Grünkraft heilt. Es ist für mich das größte Glück im Sommer, wenn ich draußen sein kann. Am liebsten gehe ich, aber wenn es nicht möglich ist, dann setze ich mich eben draußen hin. Das Licht, die Sonne tut mir gut und der Blick ins Grüne und auf die Elbe beruhigt, gleicht aus, macht mich froh. Es ist gleich ein ganz anderes Lebensgefühl, als immer in der Stube zu sitzen.

Qualität der positiven Umstände schätzen lernen

Jede Unterstützung und Hilfe ist ein Geschenk. Jeder Tag, an dem Dinge gehen, die sonst nicht gehen, ist ein Geschenk. Jeden Morgen aufzuwachen ist ein Geschenk. Ich versuche, mir bewusst zu machen, wie gut und stärkend meine Familie, meine Freunde und mein Ärzte- und Therapeutenteam sich auf mich auswirken. Und das ganz bewusst wertzuschätzen. Denn nichts ist selbstverständlich.

Ruhe und Rückzug pflegen

Ich brauche viel und oft Ruhe und Rückzug, öfter als die meisten meiner Mitmenschen. Es verlangt mich nicht ständig danach, mit anderen zusammen zu sein, mich auszutauschen, auch wenn mir meine Lieben sehr wichtig sind. Zur Regeneration brauche ich es, mal nicht reden und zuhören zu müssen. Ruhe brauche ich auch zum Schreiben, und das ist überlebenswichtig für mich. Also nehme ich mir diese Zeiten, sooft es geht. Wenn ich es den anderen erkläre und sie wissen, dass es nicht gegen sie geht, können sie es in der Regel gut akzeptieren.

Schreiben

Für mich ist das Schreiben unverzichtbar. Im Tagebuch kann ich unzensiert ganz frei alles loswerden, was mich beschäftigt, und mir damit die Seele erleichtern. In der Poesietherapie wird empfohlen, dass man nicht länger als 20 Minuten zusammenhängend schreiben sollte, um nicht in ein Psychodrama zu geraten. Dann sollte man erstmal etwas anderes machen, entweder einen Spaziergang oder Hausarbeit. In schweren Phasen kann es helfen, jeden Tag 20 Minuten zu schreiben.

Tränen

Weinen erleichtert, sagte meine Großmutter immer. Manchmal muss es einfach sein, und es tut auch gut, den Tränen freien Lauf zu lassen. Jedes Schicksal ist erst einmal für die Betroffenen schlimm, egal ob es Menschen gibt, die noch schlimmer dran sind. Der Prozess des Annehmens geht über das Hadern, die Wut, das Trauern und das Abschiednehmen von dem Leben, das es nicht mehr geben wird. Erst dann

können wir uns auf unser neues Leben einlassen und entdecken, was es für uns bereithält.
Vielleicht wird es ja gar nicht so schlimm, wie ich im Moment befürchte. Aber jetzt muss ich weinen und stehe mir zu, mir Erleichterung zu verschaffen. Diese Phasen mache ich immer wieder durch, wenn sich die Situation verschlimmert. Es ist wichtig, möglichst gelassen zu bleiben, aber diese Phasen trotzdem bewusst zu durchleben.

Trost
Wir möchten stark sein, alles mit uns selbst ausmachen, um den Mitmenschen nicht zur Last fallen, ihnen kein Klotz am Bein zu sein. Aber vielleicht empfindet unser Gegenüber das ganz anders? Ich musste erst lernen, mich trösten zu lassen; zuzulassen, dass ich mich schwach und verwundbar, verzweifelt zeige und ein anderer Mensch mich auffängt. Dass dieser Mensch es ganz anders erlebt, als ich befürchtet hatte: nämlich gern helfen möchte und für mich da sein will.

Unvernunft
Manchmal verhalte ich mich nicht so diszipliniert, wie es mir guttäte, und ich verschlimmere meinen Schmerzzustand durch irgendetwas Unvernünftiges. Ich bin dann nicht unvernünftig, um mir zu schaden, sondern nur um hin und wieder das Leben zu genießen. Und das ist gut für die Seele!

Verzeihen
Oft habe ich Fehldiagnosen bekommen, deren Auswirkungen sich nicht abschätzen lassen. Dann ist es sehr wichtig, verzeihen zu können. Fehldiagnosen

entstehen nicht aus Boshaftigkeit, sondern aus Unkenntnis und Zeitdruck. Niemand hat mir die Krankheit böswillig verpasst, sie ist etwas Schicksalhaftes. Verzeihen ist nicht so leicht, aber sehr wichtig, um inneren Frieden zu finden.

Zutrauen
Die Medizin schreitet voran. Wurde man 1970 mit einer Hüftdysplasie eingegipst, werden heute Babys direkt nach der Geburt untersucht. Durch enge Bandagen kann die Dysplasie ausgeglichen werden. Wer weiß, was in zehn oder zwanzig Jahren möglich sein wird, vielleicht wird es dann eine Methode geben, das HMS oder EDS zu therapieren oder sogar zu verhindern.
Wir haben einen Umgang mit unserer Krankheit gefunden und können uns auf unsere Kompetenz verlassen. Wenn etwas Neues hinzukäme, würden wir damit fertig. Es ist wichtig, sich das bewusst zu machen. Wir sind Experten für ein Leben mit Krankheit und können uns selbst und vielleicht auch anderen Betroffenen helfen.
Letztlich habe ich als gläubige Christin Zutrauen in Gott und weiß, dass ich nie tiefer fallen kann als in seine Hand. Das gibt mir ein sicheres Grundgefühl.

Anhang

Teil I

Was bedeutet eigentlich „chronisch krank"?

I. Definitionen

Was bedeutet eigentlich „chronisch krank"?
Der Gemeinsame Bundesausschuss hat diese Frage beantwortet:
In der sogenannten Chroniker-Richtlinie des Gemeinsamen Bundesausschusses ist definiert, wer als schwerwiegend chronisch krank gilt. Dies sind Personen, die sich nachweislich wegen derselben Krankheit seit wenigstens einem Jahr in ärztlicher Dauerbehandlung befinden und eines der folgenden Kriterien erfüllen:

1. *Es liegt eine Pflegebedürftigkeit der Pflegestufe 2 oder 3 nach dem zweiten Kapitel des SGB XI vor.*
2. *Es liegt ein Grad der Behinderung (GdB) von mindestens 60 oder eine Minderung der Erwerbsfähigkeit (MdE) von mindestens 60 Prozent vor, wobei der GdB oder die MdE nach den Maßstäben des § 30 Abs. 1 BVG oder des § 56 Abs. 2 SGB VII festgestellt und zumindest auch durch die zugrundeliegende schwerwiegende chronische Erkrankung begründet sein muss.*
3. *Es ist eine kontinuierliche medizinische Versorgung (ärztliche oder psychotherapeutische Behandlung, Arzneimitteltherapie, Behandlungspflege, Versorgung mit Heil- und Hilfsmitteln) erforderlich, ohne die nach ärztlicher Einschätzung eine lebensbedrohliche Verschlimmerung, eine Verminderung der Lebenserwartung oder eine*

dauerhafte Beeinträchtigung der Lebensqualität durch die zugrundeliegende schwerwiegende chronische Erkrankung zu erwarten ist.[8]

Die Klassifizierung als chronisch kranker Patient ist für die Erlangung eines Grades der Behinderung, das Erhalten medizinischer Maßnahmen und von Rehabilitationsaufenthalten wichtig.

Was sind chronische Schmerzen?

Schmerzen sind eigentlich ein Warnmechanismus des Körpers in einer akuten Situation.

Verlieren die Schmerzen diese Funktion und werden sie selbst zum Krankheitsbild, spricht man vom chronischen Schmerzsyndrom, verkürzt chronischen Schmerzen. Bei Fehlbelastungen des Bewegungs- und Stützapparates ist es aber nicht erwiesen, dass die chronischen Schmerzen ihre Warn- und Hinweisfunktion wirklich verloren haben, was die Definition der chronischen Schmerzen in diesem Zusammenhang infrage stellt.

Dauern die Schmerzen drei bis sechs Monate an, spricht man vom chronischen Schmerzsyndrom – die Schmerzen haben sich sozusagen verselbstständigt. Es gibt Meinungen, wonach bereits nach zwei Wochen das sogenannte Schmerzgedächtnis etabliert ist und die Schmerzen ohne den ursprünglichen Anlass bestehen. Es gibt mehrere, auch widersprüchliche Definitionsversuche von chronischen Schmerzen, Kategorisierungen und umfangreiche Ursachenforschung.

Ich will auf diese wissenschaftliche Seite nicht tiefer eingehen, denn ich bin keine Medizinerin, sondern

[8] Gemeinsamer Bundesausschuss (https://www.g-ba.de/institution/sys/faq/12/).

Betroffene, die nur aus ihren Erfahrungen berichten kann. Im Internet sind viele Artikel darüber zu finden, es gibt auch vielfältige Fachliteratur und Institutionen wie beispielsweise die Deutsche Schmerzliga, bei denen man sich informieren kann.

Was ist das Hypermobilitäts-Syndrom?[9]

Da ich vom Hypermobilitäts-Syndrom (kurz HMS) betroffen bin, gebe ich in meinen Worten einen kurzen Einblick.

Wenn ein Baby geboren wird, ist es hypermobil. Arme, Beine, Wirbelsäule können in alle Richtungen bewegt werden, denn das Gelenksystem ist noch nicht ausgereift. Im Heranwachsen „erlernen" die Gelenke ihre Aufgaben und auch die Grenzen der Beweglichkeit, wie sie ihrer jeweiligen entspricht. Wenn dieser Prozess gestört ist, bleiben die Gelenke überbeweglich.

Ein Entwicklungsdefekt des Bindegewebes verhindert ganz oder teilweise diesen Prozess der Gelenkreifung. Meistens hat er mit der gestörten Entwicklung des Kollagens (Eiweißkörper) zu tun, das im Normalfall für stabile Gewebestrukturen sorgt.

Bei mir sorgt das HMS dafür, dass ich meine Gelenke immer wieder über den „gesunden" Bewegungsradius hinaus beanspruche (für mich ist das der normale Radius), was mit Schmerzen verbunden ist. Die Dysbalancen der Muskulatur, die meinen „schiefen" Bewegungsapparat halten müssen, verursachen ebenfalls Schmerzen, die immer in verschiedenen Regionen auftreten – je nachdem, wo gerade eine

[9]Nach den Definitionen der Ehlers-Danlos-Selbsthilfe (www.eds-selbsthilfe.de).

„Baustelle“ ist, wo ein Gelenk ausgerenkt ist oder ich mich „falsch“ bewegt habe. Das passiert auch im Schlaf, sodass ich darauf wenig Einfluss nehmen kann.
Die Möglichkeit des Muskelaufbaus ist durch das laxe Bindegewebe begrenzt. Nach einer Reha absolvierte ich täglich gezielte Übungen zur Kräftigung der Muskulatur an Rücken und in den Hüftbereichen, um die vorhandene Hüftarthrose möglichst unschädlich zu machen. Gerade in dieser Phase, in der ich mich so fit fühlte wie noch nie in meinem Leben, trat eine Problematik mit dem linken Iliosakralgelenk und der linken Hüfte auf, die einen stechenden, dauerhaften Schmerz (vermutlich ausgelöst durch den ständig gereizten Ischiasnerv) verursachte. Diese Schmerzen hat, während ich diese Zeilen schreibe, noch niemand unter Kontrolle gebracht. Ich lebe seither mit einer Art Dauerhexenschuss, kann das Bein kaum belasten und bin sehr stark eingeschränkt. Eine neue Zäsur in der Krankheitsgeschichte ist, dass ich mir 2016 einen Rollstuhl angeschafft habe, damit ich aus dem Haus und mich draußen bewegen kann. Nach einer Phase mit Versuchen, so gut es eben mit der Bindegewebsschwäche geht, meine Arm- und Schultermuskulatur zu trainieren, damit ich mich auch allein mit dem Rollstuhl fortbewegen kann, konnte ich auf den Rollator umsteigen.
Ich versuche zwischendurch immer mal kurze Strecken ohne Rollator zu gehen oder nehme eine Hand weg, damit ich die Balance nicht verlerne.
In der Palliativmedizin kann man mit starker Sedierung durchaus etwas gegen ständige und starke Schmerzen machen. Diese Möglichkeiten gibt es

jedoch nicht, wenn der Patient ein halbwegs normales Leben führen möchte. Für Patienten, die nicht im Sterben liegen, sondern mitten im Leben stehen, gibt es die multimodale Schmerztherapie. Diese besteht aus Medikamenten, mechanischer Therapie mit Reizstrom, Krankengymnastik und Gesprächstherapie. Schmerztherapeuten, von denen es in Deutschland viel zu wenige gibt, führen diese Therapie durch. In meinem Fall begann sie 2008 und war von Anfang an darauf ausgerichtet, die Schmerzen zu "managen", damit ich mit einem niedrigen Schmerzpegel leben kann.

Was ist das Ehlers-Danlos-Syndrom?

Eine Definition der Ehlers-Danlos-Selbsthilfe e.V.[10]

„Beim Ehlers-Danlos-Syndrom (EDS) handelt es sich um eine angeborene, seltene, erbliche und vererbbare Bindegewebserkrankung, bei der eine Störung der Kollagenbiosynthese (Stoffwechselstörung) vorliegt.

Es fehlt den betroffenen Menschen ein bestimmtes Eiweiß, ein Aufbaustoff-Klebestoff des Kollagens. Somit handelt es sich hier um einen Gendefekt, der durch eine Störung innerhalb des Aminosäurehaushaltes der Chromosomen hervorgerufen wird. Dadurch kann es zu mannigfachen Beschwerden kommen.

Mit wenigen Worten die Komplexität zu erklären, ist fast nicht möglich, deshalb belassen wir es auch bei dieser kleinen, groben Erklärung. Wir erheben nicht den Anspruch, medizinisch-wissenschaftliche Texte für die Mehrheit der Hilfe-Suchenden abzugeben.

10 https://www.eds-selbsthilfe-ev.de/cms/index.php/eds-hds/was-ist-eds-hds/eds-typen

"Seltene" Erkrankung bedeutet, dass unter 10.000 Menschen nur weniger oder nicht mehr als fünf Menschen von dieser Erkrankung betroffen sind.
In unserem Fall eben dem Ehlers-Danlos-Syndrom. Eine genaue Anzahl von EDS-betroffenen Menschen ist in Deutschland nicht bekannt. Die Zahlen schwanken zwischen 2500 bis 5000 Patienten, die auf sechs Subtypen verteilt sind. Diese Subtypen entfallen auf einer Zahl von 1:25.000 bis 1:50.000 auf die Bevölkerung der Bundesrepublik.
Das sind statistische Aussagen / Hochrechnungen, da eine ungefähre Zahl an EDS-Patienten mit einer klinisch gefestigten Diagnose, nach unseren Erkenntnissen / Recherchen, somit bei ca. knapp 1.000 Menschen in Deutschland liegen dürfte.
Einige EDS Typen wie beispielsweise der EDS VII, sind so selten, dass es dazu überhaupt keine Angaben gibt.
Da Bindegewebe überall im Körper vorkommt, sind die Symptome eines Ehlers-Danlos-Syndroms sehr vielfältig und reichen von überbeweglichen Gelenken bis hin zum Reißen der inneren Organe.
Dabei erfordern die oftmals schweren Krankheitsverläufe eine aufwändige Behandlung und sind zugleich mit hohen Belastungen für die Betroffenen und deren Angehörige verbunden.
Typische Symptome beim Ehlers-Danlos-Syndrom sind die Hyperelastizität und die ungewöhnliche Zerreißbarkeit der Haut, die Gelenke sind zum Teil weit überstreckbar. Nach leichten Verletzungen bleiben Narben zurück, auch kann es zu Eingeweidebrüchen (Hernien) kommen.

EDS Typen[11]

Klassischer Typ (Typ I und II)

Beim Typ I und II sind die stark überdehnbare, leicht verletzbare Haut, Blutergüsse sowie schlechte Wundheilung bekannt. Auch sind die Gelenke überbeweglich und die inneren Organe und Gefäße sind betroffen.

Hypermobiler Typ (Typ III)

Beim Typ III gibt es eine geringe Beteiligung der Haut, aber eine ausgeprägte Überbeweglichkeit der Gelenke.

Vaskulärer Typ (Typ IV)

Der vaskuläre Typ fällt durch dünne, durchscheinende Haut, ausgeprägte Hämatombildung, Überbeweglichkeit der kleinen Gelenke und Beteiligung der inneren Organe auf.

Kyphoskoliotischer Typ (Typ VI)

Der Typ VI ist erkennbar an mittel bis starker Hautdehnbarkeit, schlechter Wundheilung, starker Überbeweglichkeit, Beteiligung der inneren Organe und der Augen.

Arthrochalasie Typ (Typ VII A/B)

Die Arthrolasie Typen (VII A/B) sowie der Dermatoparaxis Typ (VII C) sind noch seltener und zeigen z. B. sehr schlaffe Haut und Hüftluxationen auf.

Dermatoparaxis Typ (Typ VII C)

Er zeichnet sich durch sehr schlaffe Haut, deutliche Überbeweglichkeit der Gelenke und Beteiligung der inneren Organe aus.

Allen gemeinsam ist eine Synthesestörung bzw. eine mangelhafte oder fehlende Ausbildung der Kollagenvernetzung. Auch treten immer wieder mal

[11] Wie vor der Neuklassifizierung 2017 in New York klassifiziert, da die Übersetzung noch nicht vorliegt

neue, noch nicht beschriebene Typen auf. Bis heute ist es der Wissenschaft/Forschung noch nicht gelungen, die genaue Ursache, die Verbreitung und den Verlauf dieser Erkrankung aufzuschlüsseln.“[12]

Das Ehlers-Danlos-Syndrom, eine allgemeine Definition

(von Silke Dannenbring-Lühmann, Vorsitzende der EDS-Initiative Niedersachsen)

„Auch im Jahr 2016 wird das Ehlers-Danlos-Syndrom (kurz EDS genannt) zu den seltenen Erkrankungen, gezählt (eine genauere Definition dazu folgt weiter unten.) Dieses Syndrom ist gekennzeichnet von vererblichen Bindegewebsaufbaustörungen, die alle Organsysteme, die Bindegewebe enthalten, befallen können. Es sind dies insbesondere die Haut, der Band- und Gelenkapparat, die Augen sowie Gefäße und innere Organe. Das Ehlers-Danlos-Syndrom ist eine klassische Form einer Kollagendysplasie (Eiweißfaser-Veränderung), wobei die klinische Manifestation im Hautbindegewebe, in der Muskulatur sowie dem Kapsel-Bandapparat der Gelenke, in einer Form von extremer Schlaffheit, Überdehnbarkeit und Verletzlichkeit, aber auch in den Blutgefäßen und den inneren Organen erfolgen kann.

Ursache ist eine Störung der Kollagen-Synthese, die leider zu einer Schwächung der Kollagen-Fibrillen führt. Zurzeit wird das Ehlers-Danlos-Syndrom noch in sechs verschiedene Typen eingeteilt, und zwar nach der Villefrance-Klassifikation von 1997. Es gibt jedoch schon neue Überlegungsansätze, um in absehbarer Zukunft eine neue und verbesserte

[12] Quelle: www.eds-selbsthilfe.de

Klassifikation zu erstellen. *(2017 wurde auf dem EDS-Kongress in New York eine neue Klassifikation erstellt, diese liegt jedoch noch nicht in deutscher Übersetzung vor. Anm. d. A.)*
Je nach Typus wird das Ehlers-Danlos-Syndrom autosomal-dominant vererbt. Das bedeutet, dass die Nachkommen Erkrankter zu 50 Prozent betroffen sein werden.
Die zweite und damit kleinere Vererbungsmöglichkeit ist die autosomal-rezessive Vererbungsrate, was für die Nachkommen bedeutet, dass eine Vererbung zu rund 25 Prozent erwartet werden kann. Doch diese Vererbungsrate ist gegenüber dem autosomalen-dominanten Vererbungsgang, immer unterlegen. So werden die sechs Ehlers-Danlos-Typen basierend auf einem Muster von klinischen, genetischen und biochemischen Merkmalen, jeweils für einen Typ, zugeordnet.

Wie erkennt man ein Ehlers-Danlos-Syndrom?
Für ein Ehlers-Danlos-Syndrom sind vorzugsweise die signifikanten Veränderungen der Gelenkbeweglichkeit und der Hautelastizität kennzeichnend. Dabei gibt es vier wissenschaftlich bestätigte, einfache Möglichkeiten, die Gelenke und Haut einer Prüfung zu unterziehen. Diese Prüfungen kann jede/r grundsätzlich selbst durchführen, um schon einmal abschätzen zu können, ob eventuell ein EDS-Befund vorliegen könnte.

A. Prüfung der Überbeweglichkeit der Gelenke, z. B. die Rückbiegung beider Zeigefinger über 90 Grad oder auch die Rückbeugung des Daumens an den Unterarm oder des Weiteren die Rückbeugung des

Ellenbogens über mehr als 110 Grad und, ganz klassisch, die Vorwärtsbeugung des Körpers bei durchgestreckten Kniegelenken und Beinen bis zum Aufliegen der Handflächen auf dem Fußboden.
B. Prüfung der Hautelastizität: Dabei zieht man die Haut in der Mitte der Streckseite des Unterarmes hoch.
C. Prüfung auf zigarettenpapierartige Hautpartien oder Aussehen: Dabei wird die Haut in fünf Hautfelder unterteilt. (linker und rechter Ellenbogen und Unterarm, linkes und rechtes Knie sowie die Stirn). Diese Hautareale werden auf Vernarbungen überprüft, die dann als Ersatzhaut die sogenannten zigarettenpapierartigen Narben gebildet haben.
D. Prüfung der Haut auf Quetschungen (Bruising): Dabei wird die Hautquetschung in fünf Bereiche eingeteilt. Je stärker die Hautquetschung auftritt, desto höher fällt die entsprechende Bewertung aus.

Je höher die Punktezahlen aller vier Tests ausfällt, desto wahrscheinlicher ist der Verdacht auf ein Ehlers-Danlos-Syndrom.
Leider gibt es auch heutzutage noch keine Therapie für die Ursachen der Bindegewebsstörung. So müssen sich die medizinischen Maßnahmen auf vor allem vorbeugende Maßnahmen gegen Verschlimmerung der Erkrankung beziehen. Aber auch die adäquate Beratung, Betreuung und Überwachung in den einzelnen wichtigen Disziplinen wie beispielsweise die Kardiologie oder Orthopädie sollten berücksichtigt und engmaschig durchgeführt werden, um ein Leben mit dem Ehlers-Danlos-Syndrom gut ermöglichen zu können.

Wie könnte die Diagnostik bei einem EDS ablaufen?

Zuerst werden die schon aufgeführten vier einfachen Untersuchungsverfahren eingesetzt, um eine grobe Abschätzung über das Vorliegen dieser seltenen Erkrankung, geben zu können. Des Weiteren kommen bei diversen Untersuchungen, z. B. seitens eines Humangenetikers, auch wissenschaftliche Aspekte zutage, die eine Zuordnung zu den einzelnen Typen nach Hauptkriterien und Nebenkriterien („major" oder „minor", also stark ausgeprägt oder leicht ausgeprägt) ermöglichen. Liegen nun deutliche, klinische Anzeichen über ein EDS vor, ist es vorteilhaft anschließend eine Hautbiopsie bei den Krankenkassen zu beantragen. Leider übernehmen Krankenkassen nach wie vor nur zögerlich die anfallenden Kosten für eine Hautbiopsie. Sollte aber eine Hautbiopsie genommen worden sein, wird diese entsprechend zu einer elektronenmikroskopischen Untersuchung, eingeschickt.

Bei dieser Untersuchung werden die Hautschichten und die jeweiligen dazugehörenden Fibrillen untersucht. Diese Untersuchungsmöglichkeit kann durchaus eine Aussage treffen und bestimmte Auswahlkriterien zu bestimmten Ehlers-Danlos-Typen benennen.

Eine weitere Untersuchungsmöglichkeit wäre die Abnahme einer Blutprobe, um eine entsprechende molekulargenetische Untersuchung in die Wege leiten zu können.

Bei dieser Untersuchung werden auf Mutationen bei zurzeit bekannten Gensequenzen wie beispielsweise COL5A1 und COL5A2 oder COL1A1 bzw. COL1A2, geschaut.

Inzwischen sind weitere Gensequenzen bekannt geworden, doch ist es leider noch immer nur der besagte „Tropfen auf den heißen Stein". Prozentual ausgedrückt, sind zurzeit im molekulargenetischen Bereich von 100 Prozent nur wenige Prozent entschlüsselt. Doch die Wissenschaft schreitet stetig voran, sodass sicherlich auch im Rahmen eines Ehlers-Danlos-Syndroms weitere, wenn auch kleine, Fortschritte zu verzeichnen sein werden, die den Erkrankten zukünftig ein wenig Segen bringen werden.

Eine Urinuntersuchung wird nun schon seit geraumer Zeit beispielsweise für den Kyphoskolotischen Typ (ehemals Typ VI) eingesetzt. Dabei können die geänderten Quervernetzungen im skelettalen Gewebe anhand der Ausscheidungen von Kollagen-Abbauprodukten sichtbar und so beurteilbar gemacht werden.

Unsicherheit der Diagnose:

Das Ehlers-Danlos-Syndrom ist eine sehr seltene Erkrankung. Leider ist diese Erkrankung nach wie vor und trotz vieler Bemühungen, wie beispielsweise durch entsprechende Vereine wie die Ehlers-Danlos-Selbsthilfe e.V. oder die Deutsche Ehlers-Danlos-Initiative e.V., noch nicht jedem Arzt oder anderweitig im Gesundheitswesen arbeitenden Menschen hinreichend bekannt.

Dennoch bemühen sich die genannten Vereine durch Veranstaltungen wie Landestreffen und mit Öffentlichkeitsarbeit, Licht in den noch immer düsteren Tunnel zu bringen.

So ist die Bearbeitung genetischer Fragestellungen auch eine wichtige Aufgabe der Ärzteschaft, z. B. aus

dem Bereich der Humangenetik. Denn von der genannten Ärzteschaft dürfte man erwarten, dass ihnen seltene Erkrankungen zumindest auszugsweise bekannt sind oder sie Informationen darüber einholen können.
Wenn Ärzte für Humangenetik oder zumindest genetische Beratungsstellen von Universitätskliniken bei Abweichung von der so genannten „Norm" oder anderen Auffälligkeiten aufgesucht werden, sollte eine frühzeitige Diagnosestellung und auch, wenn möglich, eine Behandlung sichergestellt sein. So ließe sich zwar eine Verschlimmerung nicht verhindern, es wären jedoch eine Überwachung und vor allem die wichtige Betreuung gewährleistet.

Teil II
Hilfsmittel

- Pen Again: ergonomischer Kugelschreiber gegen Druckstellen und Schmerzen in der Hand
- Seitenschläferkissen: um zu verhindern, dass die Knie schmerzend aufeinander liegen oder die Schulter nach vorn fällt
- Fingerschoner, Gelenkschoner und -bandagen: zur Unterstützung, um die Gelenke „in Position“ zu halten
- Pillenkiste: zum Vorsortieren der Medikamente
- Naturheilkundliche Salben und Tinkturen (z. B. Latschenkiefer)[13]: als Ergänzung zu pharmazeutischen und orthopädischen/mechanischen Hilfsmitteln
- Wärme/Kälte
- Physiotherapie: zur Erarbeitung eines Heimprogramms und zur laufenden Unterstützung; die Therapeuten sollten sich mit HMS/EDS vertraut machen!
  - tens Stromtherapie: als Teil der multimodalen Schmerztherapie
  - ISG-Gurt Sacroiliac Belt: zur Stabilisierung des Beckens
- Bachblüten: zur psychosomatischen Unterstützung, es sollte unbedingt ein/e erfahrene/r Bachblütentherapeut/in aufgesucht werden!

[13] Beziehe ich bei Dr. Ehrlichs Gesundkatalog, Zeppelinstr. 4, 88410 Bad Wurzach, Tel. 07564 93400, www.gesundkatalog.de.

- Aromatherapie: zur psychosomatischen Unterstützung, es sollte unbedingt ein/e erfahrene/r Aromatherapeut/in aufgesucht werden!
- Shapewear „Schlankstütz“: zur Unterstützung der (Brust-)Wirbelsäule in unterschiedlichen Stärken tragbar[14]
- Heilerde: zur Pflege empfindlicher und sehr trockener Haut, auch bei Neurodermitis; Behandlung von Hautirritationen, blauen Flecken, Gelenkschwellungen, aber auch für die innere Anwendung bei Reizdarm und Magenproblemen[15]
- Gerätschaften, um Schraubgläser zu öffnen und Tabletten aus Blistern zu bekommen, wenn die Fingernägel zu weich sind

Weitere Informationen und Hinweise

Holy shit I am sick – Die Geschichten chronisch kranker Menschen
www.holy-shit-i-am-sick.de
Hypermobility syndrome – womens only group
über Facebook

Deutsche Ehlers-Danlos-Initiative e.V.
Kugelbühlstr. 1, 91154 Roth
buero1@ehlers-danlos-initiative.de
Bundesverband der Ehlers-Danlos-Selbsthilfe e.V.
Postfach 11 02 02, 33662 Bielefeld
info.eds.bielefeld@gmx.de

[14] Beziehe ich über den Shoppingsender HSE24, www.hse24.de.
[15] Beziehe ich über die Firma Luvos® Heilerde, www.luvos.de.

Deutsche Schmerzliga e.V.
Postfach 74 01 23, 60570 Frankfurt
www.schmerzliga.de
SchmerzLOS e. V.
Unabhängige Vereinigung aktiver Schmerzpatienten in Deutschland UVSD
Am Waldrand 9a, 23627 Groß Grönau
www.schmerzlos-ev.de

Buchempfehlungen

Dr. med. Günther Haberhauer, Dr. med. Martin Skoumal: ***Gelenküberbeweglichkeit: Ursachen, Formen, Therapien***, Verlagshaus der Ärzte: Wien 2006.
Dr. med. Wolfgang Ditzen, Natascha Becker:***Die Hüftsprechstunde: Alle Therapien von Naturheilkunde bis Hightechmedizin***, Herbig: Stuttgart, 3. Auflage 2009.
Andreas K. Luttkus (Hrsg.): ***Das Ehlers-Danlos-Syndrom, Eine interdisziplinäre Herausforderung***, de Gruyter: Berlin 2011.
Elke Hullemann-Kilb: ***Hypermobil – mehr als nur beweglich***, Neopubli: Berlin 2017.
Hans-Günter Nobis, Roman Rolke, Toni Graf-Baumann (Hrsg.): ***Schmerz – eine Herausforderung***, Offizielle Informationsschrift mehrerer Schmerzgesellschaften, Springer-Verlag: Berlin Heidelberg 2012, 2016.